Wie werde ich meinen Leistenbruch wieder los?
Ohne Operation!

Eine konkrete Anleitung

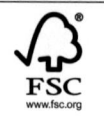

Carsten Bachmeyer

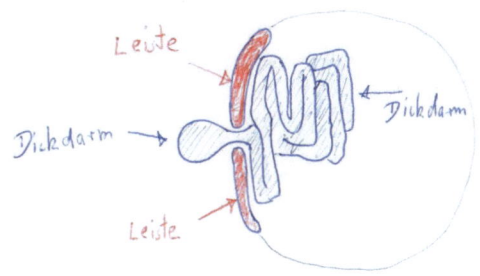

Wie werde ich meinen
Leistenbruch wieder los?
Ohne Operation!

Eine konkrete Anleitung

Carsten Bachmeyer
E-Mail: leistenbruch-selber-heilen@gmx.de

Copyright © 2012 Autor: Carsten Bachmeyer. Alle Rechte vorbehalten.
Herstellung und Verlag:
BoD - Books on Demand, Norderstedt
ISBN 978-3-8448-1352-4
2. Auflage 2012

Cover Foto by Piotr Marcinski,
Fotolia

Für Mia...
und alle anderen, die ihren Leistenbruch
ohne OP wieder loswerden wollen.

„Habe Mut, dich deines eigenen
Verstandes zu bedienen".

Immanuel Kant

„Der Phänotyp eines Menschlichen Individuums ist
eine 100%-ige Reflexion seines Genotyps"

Carsten Bachmeyer

Inhalt

Vorwort

Dieses Buch bietet ihnen eine konkrete Anleitung zur Behandlung ihres Leistenbruches. Der Leistenbruch muss nicht operiert werden! Wie ein gerissenes Band oder eine Fleischwunde heilt er von alleine, wenn man die Leiste in ihre normale Position bringt. Diese wird durch Ernährungsumstellung und unter Verwendung des speziellen Leistengurtes erreicht.

Die Ernährungsumstellung bewirkt, dass die Leiste nicht mehr durch den Darm am Heilungsprozess behindert wird.

Der Ernährungsplan und die Verwendung des speziellen Leistengurtes werden ihnen innerhalb weniger Monate eine gesunde, feste Leiste bescheren. Falls die Schulmedizin noch nicht an ihnen herumgedoktert hat, gehören sie zu den Glücklichen, die schnell gesunden werden. Diejenigen, die schon ein Netz implantiert bekommen haben oder es sich wieder entfernen lassen mussten (und das wird eine beachtliche Zahl an Patienten sein) und außerdem alle, die unter einem Rezidiv (ein wieder aufreißen der operierten Leiste) leiden, sollten den Kopf nicht hängen lassen und sich hier zum Nachdenken anregen lassen. Es ist (meistens) nie zu spät!

Die Ausflüge in die Evolutionsbiologie und in die Ernährungswissenschaften stellen lediglich allgemeine Überlegungen dar. Die Meinungen von anerkannten Fachleuten gehen, gerade in den

Ernährungswissenschaften, soweit auseinander, dass es wohl noch einige Jahrzehnte bzw. Jahrhunderte dauern wird, bis die „Wahrheit" ans Tageslicht kommt.

Sicher ist aber, dass der hier aufgeführte Ernährungsplan bei der Leistenbruchbehandlung zu einer gesunden Leiste führt (bei zusätzlicher Verwendung des speziellen Leistengurtes)...und das nach wenigen Wochen bzw. Monaten.

Die Anleitung zur Leistenbruchbehandlung bildet den Kern dieses Buches. Sie funktioniert! Probieren sie es aus! Es sollte also einen Versuch wert sein.

Die Gefahr eines Einklemmens des Darms in der Leiste haben sie nach wenigen Tagen gebannt!

Sie haben es nun in der Hand...

In der Einleitung schildere ich die Irrwege und Erfahrungen, die mich auf diese Art der Leistenbruch-Behandlung erst kommen lassen haben, und das entgegen der Meinung sämtlicher sogenannter Experten, die einstimmig behaupten, dass es unmöglich sei einen Leistenbruch ohne Operation zu heilen.

Das Geheimnis des nicht-heilen-wollenden Leistenbruches

Warum entsteht ein Leistenbruch? Und warum heilt er nicht von alleine?

Die Leiste kann aus folgendem Grund nicht heilen: Der Dickdarm schiebt sich täglich durch die kaputte Leiste aus dem Bauchinnenraum nach außen hindurch. Ähnlich wie beim Piercing. Entfernt man das Piercing an der Einstichstelle, wächst das Gewebe dort wieder zusammen. Lässt man das Piercing jedoch drin, so kann das Gewebe logischerweise nicht zusammenwachsen. Genauso verhält es sich mit Leiste und Darm, wobei der Darm hier die Rolle des Piercings übernommen hat. Es muss also ein Weg gefunden werden, damit sich der Dickdarm nicht mehr täglich durch die Leiste schiebt, so dass die Leiste ihre natürliche Position wiedererlangt und zusammenwachsen kann. Doch wie soll das ohne komplizierte OP-Gerätschaft funktionieren? Die Antwort folgt später.

Der größte Feind in unserem Fall ist also der Darm, der täglich die Leiste penetriert und so eine Heilung unmöglich macht.

Während des Verdauungsvorganges einer einzigen Mahlzeit, in der die Nahrungsmittel vermischt werden (also Kohlenhydrate und Eiweiße), entstehen bis zu 18 Liter Darmgas.

18 Liter Gas ist eine Menge. Der Darm wird extrem aufgebläht und die physikalischen Kräfte, die auf die Leiste wirken sind enorm. Die Leiste ist also täglich einer enormen Belastung ausgesetzt, der sie sich früher oder später beugen muss...jedenfalls bei jedem 3 – 4 Menschen auf der Erde.

Ich behaupte, dass in allen zivilisierten Industriestaaten der Welt der Darm des Menschen nicht mehr seine natürliche Größe hat, sondern um ein vielfaches an Volumen aufgebläht ist. Denn wenn der Darm unnatürlich aufgebläht ist (hauptsächlich durch denaturierte Kohlenhydrate), dann drückt er ständig von innen gegen die Leiste. Wenn man den Darm nun auf eine Größe reduziert, wie sie eigentlich von der Natur vorgesehen ist, dann würde er sich nicht mehr durch die kaputte Leiste schieben und sie könnte zusammen wachsen.

Durch den hier aufgeführten Ernährungsplan nimmt ihr Darm dramatisch an Volumen ab. Der lästige Bruchsack wird bei Einhaltung des Ernährungsplans von Tag zu Tag kleiner. Und das werden sie in den ersten Tagen sofort feststellen. Ihr Bruchsack wird somit zum „Darmometer", an dem man täglich feststellen kann, wie viel Volumen der Darm ab - bzw. zugenommen hat.

Durch die Ernährungsumstellung bekommt ihre Leiste die Chance in Ruhe auszuheilen und festes Gewebe zu bilden. Denn nun schiebt sich der Darm nicht mehr täglich durch ihre Leiste. Der Darm hat sein normales, von der Natur vorgesehenes Volumen nun wieder angenommen (ohne schädliche Gasbildung) und behindert die Leiste bei ihrem Heilungsprozess nicht mehr.

Das alles stellt das große Geheimnis der nicht-heilen-wollenden Leiste dar.

Wenn dann noch zusätzlich ein leichter Druck von außen durch den speziellen Leistengurt erzeugt wird, sind sie ihre Leisten-Probleme bald los.

Einleitung

1999 zog ich mir auf beiden Seiten einen Leistenbruch zu. Ich hatte eine sehr starke Magen-Darm-Virus-Infektion. Ich musste mich etliche Male übergeben. Durch das ständige Übergeben und den enormen Druck, der dadurch auf die Leiste ausgeübt wurde, sind in dieser Nacht beide Leisten gebrochen. Der rechte Leistenbruch (ca. pflaumengroß) heilte nach ca. 6 Wochen von alleine wieder ab. Der linke Leistenbruch jedoch wurde immer größer und bildete am Ende eine ca. zitronengroße Beule aus. Diese Beule sollte sich über 10 Jahre konstant halten. Die Ärzte rieten mir damals, mich sofort operieren zu lassen. Sie behaupteten, dass sich der Leistenbruch einklemmen und es zu lebensgefährlichen Komplikationen kommen könnte. Doch eine Operation kam für mich aus verschieden Gründen nicht in Frage. Erstens wusste ich nicht, welche Operationsmethode die beste für mich gewesen wäre, zweitens kam ein Netz überhaupt nicht in Frage, weil ich auf keinen Fall einen Fremdkörper bis an mein Lebensende mit mir herumtragen wollte. Ein Fremdkörper, der Probleme machen kann und eventuell irgendwann wieder operativ entfernt werden muss (es gibt Kliniken, die sich auf die Netzentfernung spezialisiert haben) war mit Sicherheit keine Alternative und in meinen Augen ein Armutszeugnis der Schulmedizin. 5% - 10% schmerzgeplagte Opfer sind zu verzeichnen...das ist keine gute Quote. Wenn sie wüssten, dass 5% - 10% aller Flugzeuge abstürzen, würden sie dann noch fliegen? Ich jedenfalls nicht.

Wenn ich mich abends hinlegte, verschwand der Bruchsack. Wenn ich morgens aufstand, trat er sofort hervor und es bildete sich ein großer, harter Bruchsack aus.

10 Jahre ging alles gut...doch dann riss die Leiste weiter auf und der Bruchsack nahm eine bedrohliche Größe an. Er war nun so groß wie eine Avocado oder ein mittelgroßer Apfel. Spätestens jetzt war ich zum Handeln gezwungen. Wie groß kann so ein Leistenbruch noch werden, dachte ich mir. Vom Hodensack bis zum Hals? Und wann kommt die andere Seite dran und reißt auf? Es schien nur eine Frage der Zeit zu sein, dass sich die angebliche Bindegewebsschwäche über meinen ganzen Körper ausbreitete. Ich suchte also sofort am nächsten Tag meinen Hausarzt auf, der mir dann wie erwartet, sofort zur Operation riet. Dann suchte ich zwei Spezialisten in Berlin und München auf. Auch sie rieten mir zur sofortigen Operation.

Ich suchte etliche Naturheilkliniken und Homöopathen auf. Aber überraschenderweise rieten auch sie mir zur sofortigen OP. Ich recherchierte im Internet, besuchte etliche Ärzte, Spezialisten und Krankenhäuser und Naturheilkliniken... Es gab anscheinend keinen Weg an der Operation vorbei und keine Alternativen. Ich war zu radikalen Maßnahmen bereit, wusste aber nicht genau welche.

Ich las Bücher über Rohköstler, Wunderheiler, Schulmediziner, Atkin (Fleischkost), Wearland (Brotkost)...Ich fand aber nicht das, was ich suchte. Ich versuchte herauszubekommen, was der Mensch in freier, unberührter Natur als Nahrung zu sich nimmt. Meine Ernährung hätte ich dann entsprechend angepasst. Doch wie sollte man das in einer Welt vollkommener Industrialisierung herausbekommen?

Der Mensch hat der Natur den Rücken gekehrt und zahlt einen hohen Preis dafür mit all seinen Kranken.

Es gibt in den Ernährungswissenschaften unendlich viele Spezialisten, Ärzte und Ernährungswissenschaftler, die alle eine Meinung haben...meistens eine andere: 1000 Spezialisten = 1000 verschiedene Meinungen. Wie sollte ich mir anhand dieser extrem weit auseinander gehenden Meinungen nun selbst eine bilden? Unmöglich. Ich suchte nach einer Spezies, die unabhängig vom Menschen in freier Wildbahn lebt und dem Menschen am ähnlichsten ist. Und zwar vom Genotyp wie auch vom Phänotyp.

Zu diesem Zeitpunkt dachte ich noch, dass ich schwaches Bindegewebe hätte und es durch eine perfekte Ernährung wieder stärken könnte, und so mein Leistenbruch von alleine wieder abheilt. Später hab ich dann aber gemerkt, dass es nicht die Bindegewebsschwäche war, die den Leistenbruch verursachte, sondern der ständige, abnorme Druck durch falsche Ernährungsgewohnheiten.

Ich versuchte herauszubekommen, was die wirkliche artspezifische Ernährung des Menschen ist. Was würde der Mensch in freier, unberührter Natur essen? Nur seinen Instinkten folgend...und nicht der Fernsehwerbung oder fragwürdigen Experten.

Bei all den unterschiedlichen und verwirrenden Aussagen der Experten war mir eines aber klar: Das Lebewesen, das von seiner artspezifischen Ernährung abweicht, wird früher oder später krank werden. Das wusste ich noch aus meinem Biologie-Leistungs-Kurs...und das konnte ich auch an eigenen Beobachtungen und Überlegungen nachvollziehen. Z.B. würde ein Delfin, den man nur noch mit Brot füttern würde, bald krank werden und dann sterben. Ein Hai, der nur noch Algen bekäme, wäre bald ebenso krank und nach einer gewissen Zeit nicht mehr lebensfähig. Ein Löwe, der nur noch Äpfel, oder eine Giraffe, die nur noch Fleisch bekäme...sie alle würden erkranken. Jede Spezies hat ihre eigene artspezifische Ernährung. Wer davon abweicht, wird krank oder muss sterben.

Das bedeutete für mich, dass es sehr viel Sinn machte herauszubekommen, was die artspezifische Ernährung des Menschen ist. Viele werden jetzt sagen: „Frag doch einen Ernährungsexperten, Biologen oder Mediziner." Und genau da liegt der Haken. Denn wenn ich das glauben würde, was die Experten sagen, dann hätte ich jetzt eine Operationsnarbe, evtl. incl. Schrumpfhoden, und hätte außerdem niemals meinen Leistenbruch selbst geheilt.

Ob diese allgemeinen Überlegungen über Ernährungslehre sinnvoll sind, sei dahingestellt. Letztendlich aber haben sie im Falle der Leistenbruchbehandlung Erfolg gebracht.

Mir blieb als Lebewesen in freier Wildbahn mit all seinen natürlichen Instinkten und Verhaltensweisen nur der Schimpanse als Beispiel. Er ist dem Menschen so ähnlich wie kein anderes Lebewesen auf der Erde. Und zwar vom Phänotyp wie auch vom Genotyp.

Bevor ich mir jetzt weitere anstrengende Gedanken über Ernährungsstrategien machte, war ich bereit einen Eigenversuch zu starten und die Nahrung des Schimpansen eins zu eins zu übernehmen. Ich war nun bereit mein eigenes medizinisches Experiment zu sein. Egal welche Folgen es auch immer für mich haben könnte...

Der Schimpanse frisst in freier, unberührter Natur ca. 60 % rohes Gemüse und Obst und 40 % rohes Fleisch. Wobei ich das Fleisch aus hygienischen Gründen selbstverständlich nicht roh esse.

Ich dachte mir, dass sich mit dieser Art von Ernährung mein Bindegewebe, mit der Zeit, stärken würde. Dass sich die Erfolge aber innerhalb von Tagen...gar Stunden einstellten... damit hatte ich nicht gerechnet!

Die gesundheitlichen Fortschritte hatten mit Bindegewebsschwäche allerdings nichts zu tun. Hatte ich am Ende gar keine Bindegewebsschwäche?

Mit meiner neuen „Schimpansen-Diät" schrumpfte der Avocado-große Bruchsack innerhalb von 2 Tagen auf Weintraubengröße. Außerdem wurde er sehr weich. Davor war der Bruchsack richtig hart und prall. Wenn ich an all die Arztbesuche der letzten Jahre dachte, so kam es mir wie ein Wunder vor, dass es so einfach ist einen Leistenbruch OHNE OP zu heilen, zumindest erst einmal die Gefahr einer Darmeinklemmung zu beseitigen.

Dass eine Ernährungsumstellung so dramatische und schnelle Veränderungen möglich machte, überraschte mich sehr! Der Bruchsack war so klein und weich, dass ich nun die Möglichkeit hatte ihn abzubinden. Instinktiv holte ich mir erst einmal, zur Schnellversorgung, einen Winterschal aus dem Schrank und band ihn mir um die Hüften. Das funktionierte sehr gut, aber ich suchte nach einer besseren Lösung.

Immerhin hatte Ich so die Leiste nach einem 10-Jährigen Leistenbruch in ihre ursprünglich, anatomisch korrekte Position gebracht!!!

Ich besorgte mir ein paar teure Bruchbänder aus dem orthopädischen Fachhandel. Diese Gurte waren äußerst unbequem und taten weh und hinterließen unangenehme Druckstellen auf der Haut. Manche Gurte schnürten einem sogar das Blut ab, andere hatten einen Golf-großen Knubbel, der sich schmerzhaft in die Leiste drückte. Außerdem verrutschten diese Gurte sehr schnell und waren somit nicht sicher. Das Leder, aus dem die meisten Bruchbänder gemacht sind, ist unflexibel und schmiegt sich nicht richtig an den Körper.

Wiederum musste ich mir selbst was überlegen. Ich griff also auf meinen Winterschal zurück und probierte einige Sachen aus. Der Schal war von Anfang an viel besser als jeder einzelne der teuren Gurte aus dem Fachhandel. Schnell hatte ich eine Binde-Technik gefunden, die die Bruchpforte in der Leiste perfekt abbindet.

Spätestens zu diesem Zeitpunkt wusste ich, dass ich meinen Leistenbruch alleine heilen würde. Ich weiß nicht warum, aber es schien mir irgendwie logisch. Das sagte ich dann auch voller Euphorie meiner Familie und all meinen Freunden. Aber alle winkten nur ab und belächelten mich: "Jeder weiß doch, dass ein Leistenbruch niemals von alleine heilt...lass dich operieren und gut ist". War ihr Kommentar. Ich rannte gegen die Strömung und hatte nicht eine einzige Stimme auf meiner Seite...doch ich ließ von meinem Plan nicht ab.

Seit dem Tag der Ernährungsumstellung sah ich den Bruchsack nie mehr...er sollte nie wieder hervortreten.

Ich hielt mich sehr streng an meine eigenen Ernährungsvorgaben (Schimpansen-Diät) und habe den Gurt immer getragen, außer beim Schlafen. Ich weiß nicht genau, wann der Leistenbruch komplett verheilt war, aber ich glaube dass nach 4 - 6 Wochen das Gröbste überstanden war. Ich trug den Gurt aber sicherheitshalber noch für ca. 3 weitere Monate (insgesamt ca. 4 Monate). An den Gurt gewöhnt man sich aber schnell, und man bindet ihn innerhalb von Sekunden ab oder an.

Außerdem habe ich mich einfach nicht getraut, den Gurt wegzulassen und ohne ihn außer Haus zu gehen. Die Angst, dass der Bruchsack wieder in Erscheinung treten könnte war zu groß. Ich denke, dass die Leiste nach 6-8 Wochen schon gut zusammengewachsen war...aber ich bin der Meinung, dass man den speziellen Leistengurt auf jeden Fall länger tragen sollte, mindestens aber 3 Monate. Denn der Gurt macht keinerlei Probleme beim täglichen tragen, im Gegensatz zu herkömmlichen Leistenbändern, die sehr negative Begleiterscheinungen mit sich bringen können. Es macht also überhaupt keinen Sinn, das Tragen des Gurtes frühzeitig zu beenden.

Irgendwann aber muss man den Gurt aber weglassen. Als ich nach ca. 4 Monaten das erste Mal „ohne" aus dem Haus ging, hatte ich ein sehr ungutes Gefühl. Denn wenn man 10 Jahre lang einen großen Bruchsack mit sich rumgeschleppt hat, dann kann man einfach nicht so recht glauben, dass er plötzlich verschwunden sein soll.

Ich heilte meinen Leistenbruch innerhalb kürzester Zeit und lebe nun seit 2009 beschwerdefrei...und das bei voller Belastung. Der Leistenbruch ist vollkommen ausgeheilt. Ich treibe wieder Krafttraining mit schweren Gewichten, gehe regelmäßig joggen, esse wieder gewöhnliche Hausmannskost (incl. abnormer Gasbildung im Darm) und bin vollkommen gesund. Ich habe den 10-jährigen, Avocado-großen Leistenbruch ohne Operation selbst geheilt.

Der Leistenbruch...
ein lukratives Geschäft

Ca. 250.000 erleiden in Deutschland jedes Jahr einen Leistenbruch. Rechnet man das in Euro um, dann stellt man fest, dass es sich um ein sehr lukratives Geschäft handelt. Und zwar für die Pharmaindustrie und für die beteiligten Mediziner. Würde diese OP nicht mehr nötig sein, so würde es ein Milliardenloch in die Pharmakassen reißen. Die eindeutige Empfehlung der Ärzteschaft lautet also einstimmig: Sie müssen sich operieren lassen!

Sie sind mit ihrem Problem hilflos der Schulmedizin, samt ihren „operationswütigen" Medizinern ausgeliefert. Es gibt für sie nichts Schöneres als zu operieren. Sie haben es gelernt...jetzt wollen sie wollen es auch anwenden. Man wird förmlich zur Operation gedrängt. Besonders gut klappt das mit Angstmacherei, wie z.B. dass die Gefahr einer Einklemmung des Darms besteht, die den Tod zur Folge haben könnte. In seiner Panik hat man kaum Zeit nachzudenken und will die OP so schnell wie möglich hinter sich bekommen. Hier muss ich ihnen sagen, dass 2 - 5 Tage nach der Ernährungsumstellung, die Gefahr eines Einklemmens des Darms in der Leiste gebannt sein wird. So einfach kann das alles sein!

Die Frage ist nun: wie sinnvoll ist eine solche OP und für welches Implantat (Netz) sollte man sich entscheiden? Und wie lange dauert es, bis die andere Seite auch noch aufbricht? Und wer sagt ihnen, dass der operierte Leistenbruch auch wirklich hält? Und wer sagt ihnen, dass sie nach dem Eingriff keine Schmerzen haben werden? Ganz zu schweigen von den verheerenden Begleiterscheinungen wie Schrumpfhoden oder Hodenverlust. Dazu kommt, dass die Narkose und der Schock, den der Körper durch solch einen Eingriff erfährt. Die Zahl der geschädigten Operierten muss immens sein. Dazu gibt es tausende von Berichten, unter anderem auch im Spiegel. Wer wirklich denkt, dass es sich um eine harmlose alltägliche Routine-OP handelt, der ist wohl der Propaganda der Schulmedizin zum Opfer gefallen. Die Operation ist keineswegs einfach und eher riskant. Der Samenstrang muss freigelegt werden. Wichtige Nervenbahnen verlaufen direkt an der Schnittstelle.

Die Schlüssellochoperation, von der heute viele „Fachleute" schwärmen (besonders die Medien sind sehr angetan von der angeblich innovativen Schlüssellochmethode: Minimal invasiv) ist die gefährlichste von allen Operationsmethoden. Dass bei dieser Art der Operation die größten Komplikationen auftreten und auch eine viel größere Belastung des Organismus besteht, wissen die wenigsten.

Wirkliche Experten operieren mit der Schlüsselloch-Methode nur in absoluten Ausnahmefällen, weil eben die Risiken viel zu groß sind…im Verhältnis.

Und jetzt kommen wir zum eigentlichen Kern des Buches und der eigentlichen Frage:
KANN SOLCH EIN LEISTENBRUCH VON ALLEINE HEILEN? Alleine? Nicht ganz...denn sie müssen was dafür tun...zumindest ca. 2 – 4 Monate. Und sie müssen konsequent und entschlossen sein!

Im Internet und bei dem Arzt ihres Vertrauens werden sie keine positive Antwort bekommen, ob ein Leistenbruch auch ohne OP heilbar ist. Die Pharmaindustrie entscheidet, was der angehende Arzt an der Uni zu lernen hat. Und dabei handelt es sich in erster Linie um finanzielle Interessen. Selten geht es um das Wohl des Patienten...leider. Knallharte Wirtschaftlichkeit ist gefragt.

Der Arzt ist also im Grunde genommen nur eine Marionette der Pharmaindustrie. Ein studierter Mitläufer.

Das sind alles keine netten Worte der Ärzteschaft gegenüber. Nur so aber kann ich mir erklären warum die einfachsten medizinischen Sachverhalte so verkompliziert, und Schmerz und Leid meistens begünstigt, nicht aber beseitigt werden. Ich erwarte von einem Arzt, dass er mir hilft und nicht alles noch schlimmer macht. Egal wie wenig oder wie viel er damit verdienen kann. Er hat den Hippokratischen Eid geleistet!

Weiterhin hätte ich erwartet, dass er mir eine Alternative zur Operation anbietet, wie z.b. die hier in diesem Buch aufgeführte Therapie. Wie kann es sein, dass ich alleine solch eine Therapie entwickeln kann, unzählige, medizinisch ausgebildete Top-Experten auf der ganzen Welt aber nicht?

Medizin ist nun mal ein Geschäft. Einen Leistenbruch ohne OP zu heilen bedeutet, dass kein Geld verdient werden kann!

Leistenbruch in 3 Bildern

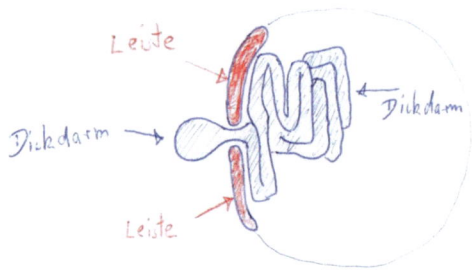

So sieht ein Leistenbruch aus. Den Bruchsack bildet
meist der Dick- oder Dünndarm. Er schiebt sich immer
wieder durch die Leiste hindurch und verhindert so ein
natürliches Zusammenwachsen der Bruchlücke in der
Leiste.

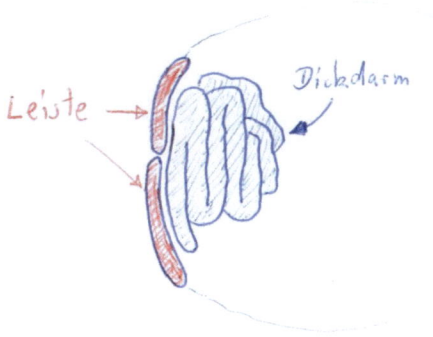

So sieht es aus, wenn sie schlafen gehen oder sich auf den Rücken legen. Der Bruchsack verschwindet. Der Darm zieht sich in den Bauchinnenraum zurück. Die Leiste hat ihre natürliche Anatomie wieder zurück (ist aber noch nicht zusammengewachsen).

Wenn Sie sich ein 2-4 Monate ins Bett legen würden ohne nur ein einziges Mal aufzustehen, würde Ihre Leiste auch heilen. Aber das ist nicht sehr empfehlenswert.

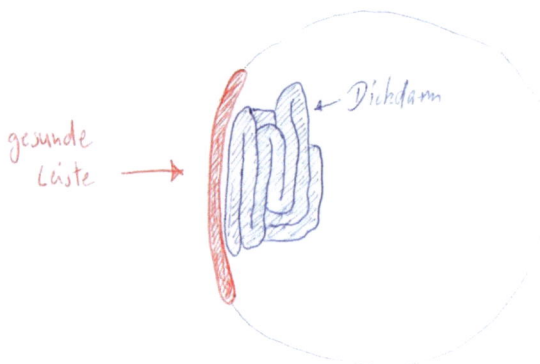

gesunde Leiste →

Dickdarm

So sieht ihre Leiste nach ca. 2-5 Monaten aus, wenn sie sich an die hier aufgeführten Anweisungen gehalten haben.

Sie ist nun wieder zusammengewachsen und so stabil wie vorher.

Der lange Weg zur Erkenntnis

Nun darf natürlich die Frage gestellt werden, wie ich auf diese Behandlungsmethode gekommen bin. Bin ich denn wirklich der einzige Mensch auf der Welt, der einen Weg gefunden hat, den Leistenbruch ohne Operation zu heilen? Wenn man im Internet stöbert oder mit Ärzten spricht scheint es so. Fragen sie einen beliebigen Arzt... er wird Ihnen mit 100%-iger Sicherheit sagen, dass ein Leistenbruch NIEMALS von alleine heilt.

Die Suche nach der Wahrheit gestaltet sich jeher als äußerst schwierig...fast unmöglich. Trotzdem bin ich der Meinung, dass es sich immer lohnt diesen anstrengenden Weg zu gehen. Dinge zu hinterfragen und nicht einfach alles von jedem als richtig oder wahr hinzunehmen. Wenn jeder Arzt auf der Welt behauptet, dass ein Leistenbruch niemals ohne Operation heilen kann...das heißt das noch lange nicht, dass das die Wahrheit ist. Früher hat jeder Mensch geglaubt, die Erde sei flach. Aber nur weil es jeder behauptet und auch jeder geglaubt hat, war es nicht die Wahrheit. Wobei für mich die Wahrheit keine weitere Glaubensrichtung ist, wie z. B. die Schulmedizin, Buddhismus, Koran, Christentum, Islam usw. Sondern die Wahrheit stellt für mich eher eine Naturkonstante dar wie z. B.: die Lichtgeschwindigkeit, die Zahl PI, die Erde ist rund (nicht flach), der Satz des Pythagoras oder 1 + 1 = 2, das Universum ist unendlich usw.

Wenn man alle Ärzte der Welt gegen sich hat und all seine Mitmenschen ebenso, man aber davon überzeugt ist, dass sie unrecht haben, dann gehört eine Menge Energie dazu, Dinge neu auszuprobieren... neue, unerforschte Wege zu gehen. Vielleicht war es auch die Verkettung verschiedenster Lebensumstände, die mich einen Weg zur Heilung der Leiste ohne Operation finden lassen haben. So musste ich mich seit dem 30. Lebensjahr mit einer schmerzhaften Prostatitis herumschlagen. Ich konnte mit dieser Krankheit am normalen Leben kaum noch teilnehmen. Des Nachts musste ich bis zu 15 Mal auf die Toilette und konnte nicht mehr schlafen, ich hatte ständig das Gefühl einen Golfball im Enddarm sitzen zu haben. Jeder Schritt war eine Qual. Schon damals konnte mir kein Arzt helfen. Ich war in einer siebenjährigen Ärzte-Tortur bei über zwanzig Urologen. Am Ende nur noch bei Koryphäen auf ihrem Gebiet. Doch selbst diese Spezialisten der Urologie (Schulmedizin) konnten mir nicht die korrekten Antibiotika verschreiben. So wurden mir Antibiotika verschrieben, welche nicht einmal das Gewebe der Prostata penetrieren. Ich hatte damals die Bakterien der Gattung Enterococcus Faecalis in der Prostata. Doch die Antibiotika, die mir verschrieben wurden, hatten teilweise gar keine Wirkung gegen die Gram-Positiven Bakterien der Gattung Enterococcus Faecalis.

Ich war mit dieser Krankheit ganz auf mich alleine gestellt und kurz davor, mir die Prostata operativ entfernen zu lassen. Nach längerer Recherche allerdings ließ ich diesen Gedankengang schnell wieder fallen. Ich fand nach ca. 5 Jahren mit Hilfe der Uni-Klinik Gießen das für mich relevante Antibiotikum: Levofloxacin. Ich ging sofort zu meinem Hausarzt und ließ mir dieses Medikament von ihm verschreiben. Nach ca. 3 Tagen war meine 6-jährige Prostatitis wie weggeblasen. Ich war vollkommen beschwerdefrei. Es grenzte für mich an ein Wunder und ich war für ca. 24 Stunden der glücklichste Mensch der Welt. Während der Antibiotika-Therapie allerdings gab es eine heftige Wiederkehr der Bakterien (am 5. Tag). Ich hatte meine Prostatitis wieder zurück. Der Enterococcus Faecalis hatte sich chronisch in meiner Prostata festgesetzt. Die Bakterien bildeten einen sogenannten Bio-Film um sich herum und konnten sich so gegen die Antibiotika schützen. Hätte ich dieses Medikament am Anfang meiner Krankheit bekommen... im akutem Stadium... so wäre mir der ganze Stress wohl erspart geblieben. Doch der erste Facharzt, bei dem ich damals war, verschrieb mir Weidenröschentee. Der verhalf mir allerdings nur zu heftigen Magenschmerzen.

Nach 6 Jahren Odyssee geriet ich zufällig an einen Arzt einer Privatklinik in Berlin, der mich in seiner Aussage von allen Ärzten am meisten beeindruckte. Er sagte mir, dass man da nicht viel machen könne und ich wahrscheinlich bis an mein Lebensende damit leben müsse. Weiterhin sagte er, dass es unzählige Patienten gibt, die bis an ihr Lebensende täglich Antibiotika einnehmen müssten. Spätestens hier war mir klar, dass ich neue Wege gehen musste. Immerhin war dieser Arzt ehrlich und dokterte nicht an mir herum oder probierte all seine Gerätschaft an mir aus, wie z. B.: Blasenspiegelung, PSA-Wert, Uro-Flow-Maschine, Rausstanzen von Prostata-Gewebe zur

Laboruntersuchung usw.

Meine komplette Energie verwendete ich darauf um Lösungen für mein Problem zu finden. Ich las alle Fachliteratur, die ich zu diesem Thema finden konnte. Letztendlich drehte sich die Schulmedizin im Kreis und konnte mir überhaupt nicht helfen. Ich versuchte meinen Körper mit Ernährung und Sport (wie es ja heute bei der Krebstherapie üblich ist) zu heilen. Es stand ein täglicher Dauerlauf auf dem Programm und etliche Präparate aus der Apotheke. Ich gab ca. 400 EUR monatlich für Produkte aus der Apotheke aus. Wie z. B. Vitamin E, Vitamin C, Spurenelemente, Nahrungsergänzungsmittel und hielt mich einigermaßen an die Theorien von dem Läuferpapst Prof. Strunz. Beim joggen tat mir mit jedem Schritt die Prostata weh.

Es war eine Katastrophe und es wurde auch nicht besser. Nach dreimonatiger „Apotheken-Therapie" las ich im Buch von Prof. Strunz zufällig etwas über einen 119-jährigen Doktor, der bis an sein Lebensende nie erkrankte und immer fit war. Das machte mich sehr neugierig. Es handelte sich um keinen geringeren als Doktor Norman W. Walker. Ich versuchte jetzt alles über diesen Mann herauszufinden und natürlich all seine Bücher zu kaufen. Es war sehr schwierig diese Literatur in Deutschland zu bekommen. Letztendlich bekam ich sie aber über Umwege. Das erste Buch von ihm las ich in einer einzigen Nacht komplett durch.

Was ich eigentlich immer schon wusste, stand hier schwarz auf weiß. Geschrieben von einem Mann, der nie erkrankte, all seine Zähne noch besaß und mit 119 Jahren friedlich eingeschlafen ist. Und zwar ohne Schmerzen, ohne Schläuche und vor allem: ohne Schulmedizin. Er aß nur Rohkost. Noch in dieser Nacht ging ich in meine Küche und warf alles weg. Spaghetti, Brot, Zucker, Reis, Fertiggerichte, Tiefkühlfleisch, Wurstsalat mit Majonäse, Marmelade, Nutella...das alles kam in den Müll.

Von jetzt an (wir schrieben das Jahr 1998) war ich bereit, konsequente Wege zu gehen. Endlich!!!! Ich hatte wieder ein Ziel vor Augen, welches mir erstrebenswert vorkam. So gab ich von nun an ca. 1200 DM/ 600 EUR im Monat für Rohkost aus dem Bioladen aus. Ich presste mir täglich ca. 1,5 Liter Orangensaft und ca. 4 Liter Karottensaft... manchmal waren es auch 6 Liter. Ich aß nur noch roh. Nach ca. 3 Wochen musste ich Nachts nicht mehr auf die Toilette, und konnte endlich wieder durchschlafen! Dass die Ernährung einen solch eklatanten Einfluss auf den Körper bzw. Gesundheit haben würde, hätte ich niemals gedacht. Ich wurde zum Rohkostprediger, konnte wieder am sozialen Leben teilnehmen und war wieder vollkommen gesund.
Ich muss heute dazu sagen, dass ich nicht von einer 100% Rohkost überzeugt bin. Das Thema Ernährung spielt aber auch bei der Leistenbruchbehandlung eine Schlüsselrolle.

Dies alles zu erzählen ist sehr wichtig zum Verständnis, wie ich auf die Leistenbruchtherapie ohne Operation gekommen bin. Hätte ich diese Prostatitis-Tortur nicht durchlebt, dann hätte mir wesentliches Wissen gefehlt

und eine Leisten-OP wäre die Folge gewesen. Doch mit diesem Vorwissen gewappnet, konnte ich eine Lösung suchen und finden.
Ich lebte mit meinem Zitronen-großen Leistenbruch acht Jahre ohne Probleme.
Ich konnte während dieser Zeit jegliche sportliche Betätigung ausüben. Ich belastete immer zu 100%. Nach wie vor ging ich joggen, machte Krafttraining und vollbrachte schwere körperliche Gartenarbeit. Ab und zu war der Leistenbruch schlimmer... mal besser. Aß ich zum Beispiel viel Brot mit Käse, so wurde der Leistenbruch steinhart und schmerzhaft. So schmerzhaft, dass ich mich auf den Rücken legen musste, bis er in meinem Bauchinnenraum verschwand. Aß ich z. B. etwas einseitiger (also z. B. nur Obst), hielten sich die Beschwerden in Grenzen. Eines war aber immer: der Bruchsack kam jeden Tag, nachdem ich aufgestanden war, aus dem Bauchraum heraus und drückte sich durch die Leiste. Auch können Sie sich vorstellen, dass sich der Bruchsack bei vielen Lebenslagen als störend erwies. Auch der Stuhlgang war nicht mehr derselbe. Während der Krankheit mit dem Leistenbruch gab es ständig Irritationen. Aber auch das hätte mich nicht weiter gestört.

Im November 2009 riss die Leiste weiter auf. Das unangenehme Gefühl in der Leistengegend wurde schlimmer. In diesem Moment war mir klar, dass die Leistenbruchgröße kein konstanter Faktor ist. Ich dachte bis zu diesem Zeitpunkt, dass die Leiste aufgrund anatomischer Umstände nicht weiter aufreißen kann. Ich hatte mich geirrt. Ich sah im Internet Leistenbrüche, die so groß waren wie ein Baby. Doch bei einem Leistenbruch, so dachte ich mir, wird meine Rohkostdiät wohl nichts ausrichten können. Ich musste mich wohl oder übel mit dem Gedanken abfinden mich operieren zu lassen. Also guckte ich mir die verschiedenen Operationsmethoden an, wie z. B.: Schlüssellochoperation (Minimalinvasiv), Operationsmethode nach Shouldice und natürlich tausende verschiedene Netzoperationen. Ebenso die Vor- und Nachteile der verschiedenen Operationsmethoden. Nach kurzer Zeit war mir klar, dass ein Netz überhaupt keine Alternative sein konnte. Es gibt keine Langzeitstudien mit diesen Netzen. Spezialisten großer renommierter Kliniken stehen diesen Operationen mit Einbau von Netzen sehr skeptisch gegenüber. Die Dunkelziffer von schmerzgeplagten Patienten muss enorm sein. Diese Patienten werden dann als psychisch labil abgestempelt. Die wirkliche Zahl von Operationsopfern werden wir wohl nicht erfahren, aber man spricht von 5 – 10 %.

Außerdem stelle ich es mir furchtbar vor, wenn man mit Silikonhoden, starken Schmerzen und immer wiederauftretenden Leistenbruch von den Ärzten als psychisch krank abgestempelt wird. Denn das ist die übliche Masche von Ärzten, die nicht weiter wissen.

Ich las über Versuchsprojekte von verschiedenen Kliniken, die die Leiste genau untersucht haben. z. B. dass die Leiste dem sechsfachen Druck vom starken Husten standhalten kann (allerdings fanden die Untersuchungen mit totem Gewebe statt, also von

Leichen), oder dass Frauen z. B. ein sechsmal stärkeres Bindegewebe in der Leistengegend haben als Männer. Eine gebrochene Leiste sieht aus wie ein alter Putzlappen, der in der Mitte auseinander franst und ein immer größeres Loch ausbildet. Ich las sehr viel. Aber das, was ich suchte konnte ich nicht finden.
Dann aber las ich doch etwas sehr interessantes, was man sich aber auch allein hätte überlegen können. Ein Professor schrieb auf seiner Internetseite über das Thema Leistenbruch folgenden Satz: „Wenn man es schaffen könnte die ständige Penetration, die vom Darm auf die Leiste wirkt, zu beseitigen, dann wäre das Schreckgespenst Leistenbruch vom Tisch."

Mit anderen Worten: wenn man es schaffen könnte den Darm daran zu hindern, dass er sich ständig durch die Leiste drückt, dann könnte die selbige heilen. In der chinesischen Heilmedizin heißt es, dass ein Körper, der sich von innen ausbeult, von zu viel falscher Nahrungszufuhr zeugt. Das hört sich zwar sehr einfach und plump an, trifft aber meiner Meinung nach den Nagel, zumindest indirekt, auf den Kopf.

Ich persönlich kann mir nämlich auch nicht vorstellen, dass die Natur so sehr unfähig ist und jeden dritten bis vierten Menschen auf der Erde aus allen Nähten platzen lässt.

Die einfache Beseitigung des Leistenbruches durch eine Operation würde auch die eigentliche Ursache nicht entfernen. Das wiederum bedeutet, dass wenn ich die Ursache nicht bekämpfe, weitere Probleme nur eine

Frage der Zeit wären. Für mich bedeutete der Bruch auch, dass ich etwas Grundsätzliches falsch gemacht hatte. So jedenfalls meine Theorie...

Theorien zur Evolutionsbiologie

Die Evolutionsbiologie beschäftigt sich unter anderem mit den Begriffen „Phänotyp" und „Genotyp" von Lebewesen. Der erste Begriff beschreibt das äußere Erscheinungsbild der Lebewesen, der zweite Begriff beschreibt die Genetik (DNA).

Ingenieure versuchen sich Ideen aus der Natur abzugucken und dann in die Technik umzusetzen. Dieses Thema ist unter dem Begriff Bionik zu finden. Gerade in der Bionik wird dem Phänotyp besondere Aufmerksamkeit geschenkt.

Als einfaches Beispiel: wenn ich einen Rennwagen (z. B. Lamborghini) mit einem Traktor vergleiche, dann kann ich sofort am Phänotyp erkennen, dass der Lamborghini schnell fahren kann und der Traktor eher langsam fährt. Ich erkenne also sofort am Phänotyp, welche Eigenschaften die Geräte vor mir besitzen. Wenn man das jetzt auf das Tierreich überträgt, dann könnte man sich z. B. bei der Giraffe überlegen, dass diese von Bäumen in 15 Meter Höhe die Blätter (unter anderem) frisst. Wenn ich mir die Zähne und das Maul vom Löwen angucke, dann könnte man evtl. aus dem Phänotyp schließen, dass es sich um einen Fleischfresser handelt. Eine Kuh auf der Weide fällt irgendwie als hauptsächlicher Fleischfresser weg, da sie viel zu träge und langsam wäre, Säugetiere zu fangen. Man könnte also Überlegungen anstellen anhand des Phänotyps festzustellen was das jeweilige Lebewesen als

artspezifische Ernährung zu sich nimmt.
Der Schimpanse frisst in freier Natur alles roh. So wie
jedes andere Lebewesen in freier Natur. Er frisst zu 60%
Gemüse und Obst und zu 40 % rohes Eiweiß, wie z. B.
Ameisen und kleine Säugetiere usw... Und er lebt damit
recht gesund. Unabhängig von den Gefahren, die
draußen in freier Natur so lauern. Bringt man nun diesen
Schimpansen in unsere Zivilisation und gibt ihm unsere
Nahrung (Denaturierte, behandelte, tote Lebensmittel)
wie z. B. Brot, Kartoffeln, Zucker usw. dann bekommt er
die gleichen Krankheiten wie wir: Diabetes (10 Millionen
Diabetiker in Deutschland), Osteoporose (10 Millionen),
Karies, Krebs, Herz- und Kreislaufkrankheiten usw.

Nun behaupte ich, dass beim Schimpansen aufgrund
seines Phänotyps sehr gute Rückschlüsse auf seine
artspezifische Ernährung zu ziehen sind. Da er dem
Menschen in seinem Phänotyp sehr ähnlich ist, behaupte
ich sogar, dass die artspezifische Ernährung von
Schimpanse und Mensch gleich ist.

Mahatma Gandhi hat dazu gesagt: „Alles, was man nicht
roh Essen kann sollte man nicht essen."

Ansichten eines Hausarztes

Mein Hausarzt (sowie die Schulmedizin allgemein) behauptet, dass der Blinddarm völlig überflüssig in meinem Körper rumhängt. Die Natur allerdings hat ihn in Millionen von Jahren Evolution kreiert. Mein Hausarzt aber, der offensichtlich an extremen Bluthochdruck leidet (ich hätte ihm gerne bei seinem Problem geholfen) stellt sich über die Natur (für manche Leser: über Gott). Nun ja... er ist der Doktor! Er hat studiert! „Mit unserem System stimmt etwas nicht", dachte ich mir und schwieg. Dass ich meinen Leistenbruch selber geheilt habe, hat ihn nicht sonderlich interessiert. Dazu hat er nur abfällig abgewinkt und sagte: „Ja... das kann schon möglich sein." Vorher allerdings meinte er, dass ein Leistenbruch NIEMALS von alleine heilen würde und, dass es extrem lebensgefährlich sei damit herumzulaufen, da die Gefahr der Einklemmung bestehe. So stellt sich jedenfalls mein Arzt vor mir dar.

Es gab mal ein Versuch in Deutschland in dem tausende von Ärzten getestet wurden. Ein Reporter gab sich als Patient mit einem Rippenbruch aus. Eigentlich sollte man jetzt denken, dass bei diesem einfachen Sachverhalt eine schnelle und eindeutige Diagnose gestellt werden kann. Aber selbst bei diesem einfachen Fall hat nur ein einziger Arzt von 10 eine richtige Diagnose stellen können. Ärzte werden im Übrigen nicht älter als ihre Patienten. Sie sind auch nicht gesünder. Aber trotzdem sind wir ihnen willenlos verfallen und tun fast alles, was sie sagen.

Wie intelligent die Vorgehensweise der Ärzte ist sieht man daran, dass es Kliniken gibt, die sich darauf spezialisiert haben, die Netze wieder zu entfernen. Die Netzentfernung stellt allerdings eine wesentlich kompliziertere Operation dar als das Einsetzen. Was auf der anderen Seite sehr pfiffig ist, denn dann wird doppelt und dreifach am schmerzgeplagten Patienten verdient. Solange sich keiner ernsthaft dagegen wehrt, wird es auch so weiter gehen. Es gab also im Laufe der letzten Jahre/Jahrzehnte immer mehr Leistenbruchpatienten, die enorme Probleme und Schmerzen mit diesen Implantaten haben. Früher hat man immer gesagt, dass es noch keine Langzeitstudien gibt. Heute kann man sagen, dass man eher Abstand von diesen Netzen halten sollte. Ich würde mich jedoch keinesfalls wegen eines Leistenbruches operieren lassen. Und ich hoffe sie auch nicht mehr, wenn sie dieses Buch gelesen haben.

Konkrete Anleitung zur Leistenbruchbehandlung (ohne Operation):

Das größte Problem bei einem Leistenbruch stellt der andauernde Druck des Dickdarms bzw. Dünndarms auf die Leiste dar. Das heißt: Die Leiste ist einer ständig abnormalen Belastung ausgesetzt. Das hat nichts mit Bindegewebsschwäche zu tun. Wenn man diesen inneren Druck beseitigen könnte, dann hätte man das Geheimnis des Leistenbruchs gelöst.

Das bedeutet für sie: sie müssen als allererstes den lästigen Druck in Ihrem Bauchraum beseitigen. Denn falls schon ein Leistenbruch besteht, schiebt sich der Darm immer wieder durch die Leiste hindurch. Sie kann so niemals heilen. Selbst mit dem speziellen Leistenbruchgurt wäre die Erfolgsaussicht einer Heilung gleich Null.

Durch die hier angegebene Ernährung wird ihr Darm wieder auf sein ursprüngliches, von der Natur vorgegebenes Volumen zurück schrumpfen. Schädliche Gasbildung, Blähungen, die den Darm unnatürlich aufblähen und einen enormen Innendruck auf die Leiste produzieren, werden beseitigt. Die Leiste wird nun nicht mehr von dem unnatürlich aufgeblähten Darm durchbohrt. Dieses stellt den wichtigsten Aspekt bei dieser Art der Leistenbruchbehandlung dar.

Das bedeutet:

1. den abnormen Druck im Bauchraum beseitigen.
   (durch Ernährungsumstellung)

2. nach 3-4 Tagen, wenn der abnorme Druck
   beseitigt ist den speziellen Leistenbruchgurt
   benutzen.

3. Mindestens 2-4 Monate die
   Ernährungsvorschriften einhalten und den Gurt
   tragen.

   (Die Zeiten sind variabel einzuhalten...je länger...
   desto besser...vor allem bei der Ernährung)

Anleitung zur Reduzierung bzw. Beseitigung des Drucks auf die Leiste

Sie müssen für ca. 2 – 4 Monate (besser 6 Monate) ihre Ernährung umstellen. Dieses soll auch kein Ernährungsratgeber sein. Aber wenn sie ihre Leiste selber heilen wollen ist der folgende Ernährungsplan unabdingbar. Sie müssen sämtliche „anorganische" Kohlenhydrate (denaturierte, verarbeitete Kohlenhydrate) aus ihrem Ernährungsplan streichen. Das bedeutet: keine Kartoffeln, kein Reis, keine Spaghetti oder Nudeln, keine Haferflocken, keine Cornflakes, kein Brot, keine Nüsse, kein Müsli, keine Hülsenfrüchte...
des weiteren dürfen sie keine Milchprodukte zu sich nehmen, wie z. B.: Latte Macchiato (stattdessen besser einen Filterkaffee oder Kaffee Creme mit sehr wenig Dosenmilch), keine Joghurts, kein Käse (es sei denn zum Salat, dann aber in geringsten Mengen), keine Schokolade, sowie keine Soßen, keine Chips...

Biertrinker sollten wissen, dass sie eines der kalorien- und kohlenhydratreichsten Getränke zu sich nehmen. Wenn sie es nicht schaffen sollten, den Bierkonsum wesentlich einzuschränken riskieren sie, dass der Darm aufgebläht bleibt und somit ihre Leiste nicht heilen kann. Ansonsten gelten die gleichen Regeln wie bei allen anderen Getränken: vor den Mahlzeiten trinken. Nach den Mahlzeiten mit größeren Flüssigkeitsmengen mindestens zwei bis drei Stunden warten.
Zweiter wichtiger Punkt: Sie dürfen ihre Nahrungsmittel nicht mischen. Also nicht zur gleichen Zeit Salat und

Fleisch essen. Sondern nur Salat oder nur Fleisch. Zwischen den Mahlzeiten sollten 4-6 Stunden vergehen.

Erlaubt sind ausschließlich folgende Dinge, die aber immer für sich allein gegessen werden müssen:

Fleisch, frisches Obst, frisches Gemüse, Eier, Kaffee (ohne Zucker), Tee (ohne Zucker), Wasser, frisch gepresste Obst- und Gemüsesäfte (niemals Fruchtsäfte aus dem Supermarkt, diese sind alle pasteurisiert und bearbeitet). Die Säfte dürfen NUR auf NÜCHTERNEN MAGEN getrunken werden...NIEMALS nach dem Essen !!! Warten sie mind. 2 – 3 Stunden nach einer Fleischmahlzeit und 2 Stunden nach einem Salat.

SIE DÜRFEN DIE NAHRUNGSMITTEL NICHT MISCHEN!!!

Warum sollte man direkt nach dem Essen nichts (bzw. sehr wenig) trinken?

Wasser und Saft gehen innerhalb von Minuten durch den Magen. Fleisch dagegen verbleibt mehrere Stunden im Magen und wird langsam verdaut. Wenn sie jetzt direkt nach dem Essen etwas trinken würden, dann würde der Verdauungsvorgang stark verlängert werden und die Verdauungssäfte würden verstärkt von der Bauchspeicheldrüse ausgeschüttet. Die Gasbildung im Darm wird angekurbelt und die Leiste wird vom Darm verstärkt penetriert, was wiederum große Auswirkungen auf den Heilungsprozess hat.

Ebenso dürfen sie nicht zu viel und zu schnell trinken. Würden sie einen Liter mit einem Mal schnell zu sich nehmen, dann würde innerhalb weniger Minuten ein sehr starker Druck auf ihre Leiste entstehen. Der Heilungsprozess würde stark gefährdet.

3 Beispiel-Ernährungs-Tage

<u>Tag 1</u>

<u>Morgens:</u>

2	Kaffee (mit wenig Dosenmilch)
2	Bananen
2	getrocknete Feigen

<u>Mittags:</u>

1	großer frischer Salat mit
2	Tomaten
½	Gurke
1	Avocado
½	Paprika
	Olivenöl
50 g	Schafskäse (sie dürfen von einer Lebensmittelsorte wie z. B. Gemüse, die Lebensmittel etwas mischen, also Gurke und Tomate und Avocado).

49

Abends:

ca. 250 g – 450 g   Fleisch
(das hängt natürlich von Ihrer
persönlichen Statur ab) ,
weniger ist immer besser
(jedenfalls in diesen 3 bis 6
Monaten) mit etwas
Kräuterbutter oder Olivenöl.
Auf KEINEN Fall dürfen sie
Beilagen dazu essen. Nur das
Fleisch allein essen, auch
keinen Salat sollten sie dazu
essen. Und denaturierte
Kohlenhydrate wie z. B. Brot,
Reis, Nudeln etc. sowieso
nicht.

Tag 2   (ein Tag für Vegetarier)

Morgens:

1	Orangensaft (frisch gepresst)
1	Kaffee (ohne Zucker, wenig Dosenmilch, oder besser: keine Milch),
2	geraspelte Möhren
1	gequetschte Banane
10	Rosinen
3	Trocken-Feigen

Mittags:

1	frisch gepresster Orangensaft
1	großer Obstsalat

Abends:

1	großer griechischer Bauernsalat mit höchstens 60 g Schafskäse (siehe oben)
1 – 2	Karotten in Streifen geschnitten mit Olivenöl und etwas Salz, als Nachtisch (30 min. nach dem Abendessen)

<u>Tag 3</u>

<u>Morgens:</u>

2 Tee	(langsam trinken, keine großen Schlucke)
2-3	Eier mit Speck.

<u>Mittags:</u>

Erst etwas trinken und dann (15 – 20 min. später) essen:

250 – 450 g Fleisch (ohne Beilagen)

mit etwas Kräuterbutter und/oder Olivenöl. Nach dem Essen nur sehr wenig trinken…besser 2 – 3 Stunden warten.

Abends:

erst etwas trinken (z. B. Wasser oder frisch gepresster Saft, nicht mehr als ein ¼ – ½ l), 15 -20 min. später essen.

200 - 450 g	Fleisch oder Fisch OHNE Beilagen, nur etwas Kräuterbutter z. B. 50 g oder Olivenöl. Es handelt sich also um 3 Hauptmahlzeiten am Tag (morgens, mittags, abends).

Zwischen den Mahlzeiten sollten mindestens ca. jeweils 5 Stunden liegen. Falls sie zwischen den Mahlzeiten Hunger verspüren, sollten sie hart mit sich bleiben, an Ihre Leiste denken, und durchhalten (denken sie daran : Die Zeit ist begrenzt, halten sie durch). Falls sie überhaupt nicht durchhalten können, essen sie 2 – 3 Trockenfrüchte, mehr nicht. Wie z. B. 3 Medjooldatteln oder 2 – 3 Trockenfeigen oder Bananen.

Das wird für einige eine enorme Lebensumstellung darstellen. Denken sie aber daran, dass Sie es nur für einen bestimmten Zeitraum durchhalten müssen. Fallen sie danach wieder in ihre üblichen Essensgewohnheiten zurück, erhöht sich natürlich wieder der Druck auf die Leiste.

Falls sie diese Art von Diät für 2-3 Tage durchgehalten haben, sollten Sie eine enorme Veränderung in ihrer Leistengegend verspüren. Der Bruchsack sollte nun sehr weich und wesentlich kleiner sein. Erst jetzt macht es Sinn, den Bruch mithilfe eines Verbandes (Leistengurt) zu behandeln. Jetzt sind sie reif für den Leistenverband. Unter Umständen könnte es sein, dass sie etwas länger warten müssen, bis sie den Leistengurt benutzen können. Bei mir hat es 2 Tage gedauert...und der Bruchsack war Leistengurt-tauglich.

Die Gefahr der Einklemmung des Darms in der Leiste ist nun nicht mehr da. Und das nach nur 3 TAGEN ERNÄHRUNGSUMSTELLUNG !!! Das sollte ihnen genug Motivation geben, die nächsten Monate durchzuhalten.

Für Vegetarier:

Die Vegetarier unter ihnen müssen dann für die jeweiligen Fleischmahlzeiten einen entsprechenden Ersatz finden. Alle behandelten, denaturierten („anorganischen") Kohlenhydrate sind aber verboten. Des Weiteren gilt nach wie vor der wichtigste Satz: Die Nahrungsmittel nicht mischen! Ob eine ausschließlich vegetarische Ernährung allerdings sinnvoll ist wage ich stark zu bezweifeln, und außerdem ist diese Art von Ernährung meiner Meinung nach gegen die Naturgesetze (siehe Schimpanse).

Die Verantwortung, die wir Menschen gegenüber den Tieren haben, sollte dabei nicht angetastet werden. In unserer Gesellschaft werden die Tiere auf unwürdige und ekelhafteste Art- und Weise gequält und gefoltert. Das sollte man auf jeden Fall ändern. Deshalb aber kann man die Natur des Menschen nicht ändern. Der Löwe ist doch kein mieses, charakterloses „Schwein" weil er hilflose, kleine, niedliche Tierchen bei lebendigem Leibe frisst. Er hat es sich nicht ausgesucht. Es ist seine artspezifische Nahrung. Die Natur hat ihn zu dem gemacht, was er ist. Er hat gar keine Wahl. Würde der Löwe jeden Tag Salat essen, dann würden viel Menschen vor ihm den Hut ziehen. Der Löwe jedoch würde als Vegetarier bald den Löffel abgeben.

Ein Freund von mir fütterte seinen Hund immer mit Bananen. Die Folge davon war, dass der Hund unter enormen Blähungen litt und ca. alle 30 Sekunden übelste stinkende Gase von sich gab. Das Volumen der Gase übertraf dabei das Volumen des Hundes um ein vielfaches. Das kann nicht gesund sein.

Wobei ich dazu sagen möchte, dass ich natürlich nicht genau weiß, was für den Menschen die beste Nahrung ist um gesund und alt zu werden. Wohl aber kann ich ihnen genau sagen, was die beste Nahrung ist um seinen Leistenbruch ohne Operation wieder los zu werden.

Anbringen des Leistenverbands

Sie dürfen den Gurt nur benutzen wenn sie bei der oben aufgeführten Ernährung bleiben. Falls Sie in Ihre alten Essensgewohnheiten verfallen, sollten Sie den Gurt nicht benutzen. Das könnte dann eher gefährlich sein als nützlich.

Der Gurt wird morgens nach dem Aufstehen angelegt. Und sollte bis zum Schlafen gehen am Abend getragen werden. Sie können den Gurt sobald Sie sich hinlegen (z. B. Mittagsschlaf) ablegen, sobald Sie aufstehen oder sich hinsetzen, muss der Gurt sofort angebracht werden. Wenn sie sich in liegender Position befinden, sollte der Bruchsack verschwunden sein. Sollte er sich beim Liegen nicht von alleine zurückbilden, sollten sie einen Arzt aufsuchen. Ich bin aber sicher, dass er sich bei den meisten Personen in liegender Position in den Bauchraum zurückzieht, und dann nicht mehr sichtbar ist.

Das Material des Leistengurtes spielt eine entscheidende Rolle!!! Ich habe alle möglichen Varianten durchprobiert. Unzählige Bruchbänder aus dem orthopädischen Handel versucht.

Es hilft meiner Meinung nach nur der Strickschal...fein oder grob gestrickt. Er schafft es die Leiste 24 Stunden am Tag perfekt zu positionieren. Außerdem gibt es keine unangenehmen Druckstellen und er trägt sich angenehm. Sie müssen ihn die nächsten 2 – 6 Monate täglich tragen.

Er wird ein Teil von ihnen und darf nie vergessen werden...NICHT EINMAL!!!

Der Bruchsack darf ab diesem Zeitpunkt NIE WIEDER IN ERSCHEINUNG TRETEN. Wenn sie den Leistenverband nachts zum schlafen ab gelegt haben und des Nachts auf die Toilette müssen, dann müssen sie auf dem Weg zum Klo die Leistengegend mit ihren Händen abdrücken. Der Darm darf keine Chance bekommen, sich nochmals durch die Leiste zu schieben. Ich denke diese extrem krasse Maßnahme ist gerade in den ersten 6 Wochen der Behandlung zu beachten.

Sie müssen ihn unter der Kleidung tragen...evtl. müssen sie einen Knopf ihrer Hose offen lassen oder ein längeres Sweatshirt tragen, damit der Gurt nicht so auffällt. Im Sommer sollten sie die knappe Badehose gegen eine weitgeschnittene Bermuda-Short tauschen. Das musste ich jedenfalls im Sommer machen. Ich benutze dann mehrere Gurte...falls einer trocknen musste. Es ist zwar manchmal etwas lästig den Gurt andauernd zu tragen aber sie können damit alles machen und sind körperlich nicht eingeschränkt. Sie können voll in Aktion sein und ihre Leiste ganz beiläufig heilen.

Beim Sex sollten sie sich auf den Rücken legen und den gesunden Partner machen lassen. Denn sobald der Leistengurt abgelegt ist müssen sie aufpassen. Ohne Gurt darf die Leiste nicht belastet werden.

Wenn sie aber unbedingt aktiv sein wollen, dann müssen sie den Gurt beim Sex anbehalten und aufpassen, dass er während des Aktes immer richtig sitzt und auch richtig abbindet. Das stelle ich mir fast unmöglich vor.

Bricht die Leiste jetzt auf...dann müssen sie die Therapie von vorne beginnen. Die Leiste braucht ihre Zeit um volle Festigkeit und Stärke zu erreichen. Warten sie mindestens 2 Monate, bevor sie ein Risiko eingehen. Der Heilungsprozess müsste dann von vorne gestartet werden. Es wäre schade um das Gewebe, das sich schon gebildet hatte...

Wenn sie auf dem Rücken liegen kann ihnen auch ohne Gurt eigentlich nichts passieren.

Im folgendem Kapitel wird ausführlich die Anbringung des Leistengurtes beschrieben. Hier wird ein linksseitiger Leistenbruch versorgt. Falls sie einen rechtsseitigen Leistenbruch haben, müssen sie natürlich genauso vorgehen...nur spiegelverkehrt. Stellen sie sich einfach vor (während sie die Bilder betrachten), dass sie vor einem Spiegel stehen. Dann brauchen sie nur ihrem Spiegelbild folgen und Knoten für Knoten nachmachen.

Anbringen des Leistenverbandes in Bildern:

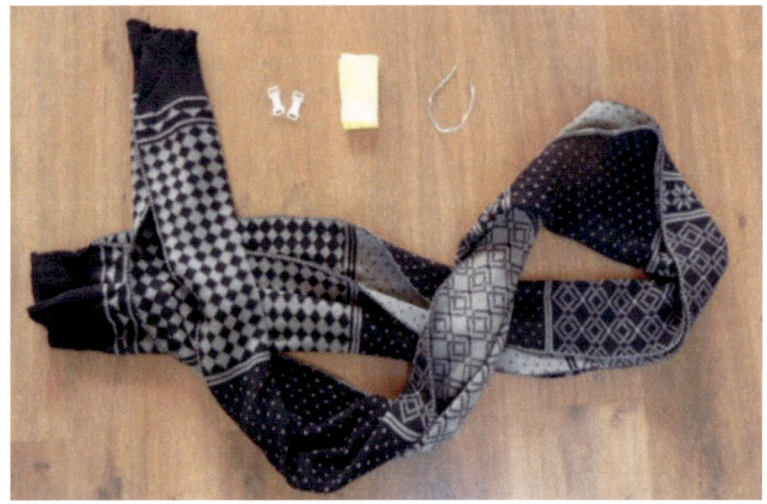

Alles, was Sie für den Leistengurt benötigen:

1) Ein ca. 3 m langer
   fein oder grob gestrickter Wollschal !!!
   Meiner Meinung nach gibt es kein besseres Material
   um einen perfekten Druckverband in der Leistengegend
   zu platzieren.

2) Ein Leistenpad 5x9 cm
   und ca. 0,5 cm dick

3) Zwei Verbandsklemmen

4) Ein leicht verbiegbaren, ummantelten Draht

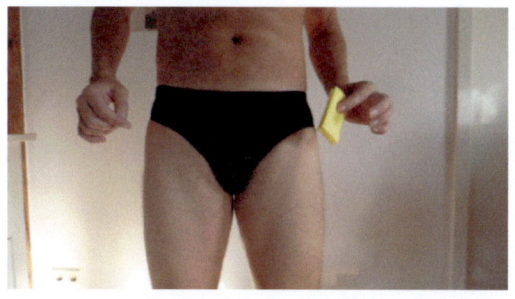

Als erstes benutzen wir das Leistenpad.

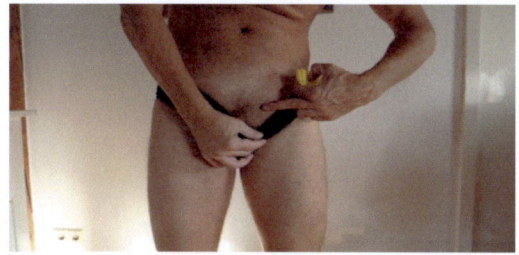

Wir positionieren das Leistenpad längs genau auf die Bruchstelle.

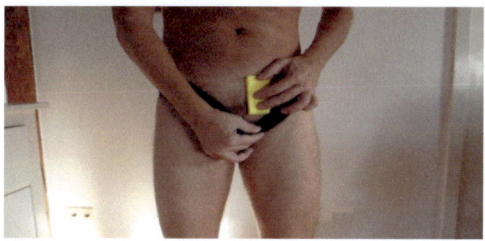

Mit dem Gummiband der Unterhose wird das Leistenpad an Ort und Stelle gehalten.

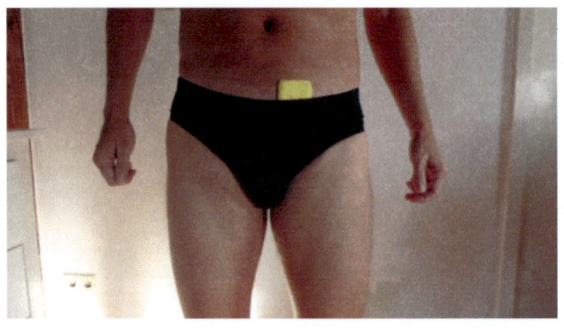

Nun haben wir beide Hände frei um den Leistengurt anzubringen.

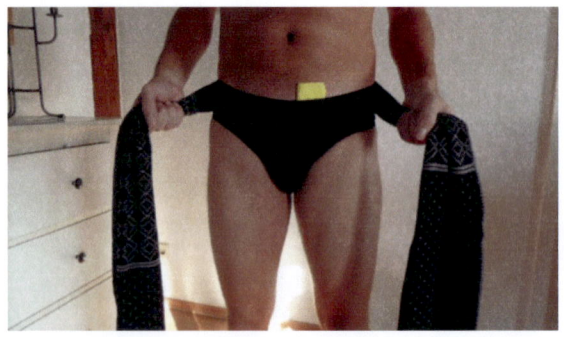

Der Leistengurt wird um die Hüfte gelegt. Das recht Ende des Gurtes muss ca. doppelt so lang sein wie das linke Ende, denn es wird zwischen die Beine hinter den Körper gezogen. Hier wird ein linksseitiger Leistenbruch versorgt.

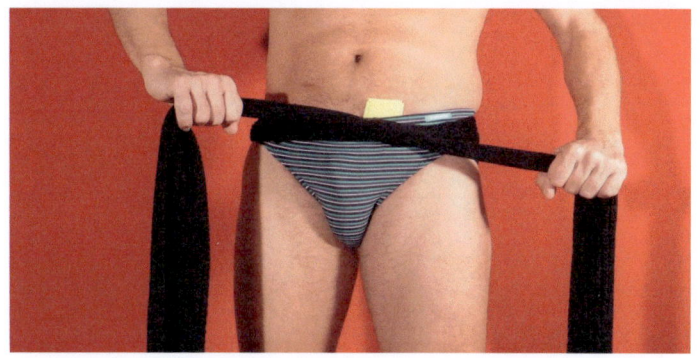

Jetzt wird ein normaler Knoten direkt vor dem Leistenpad geknotet.

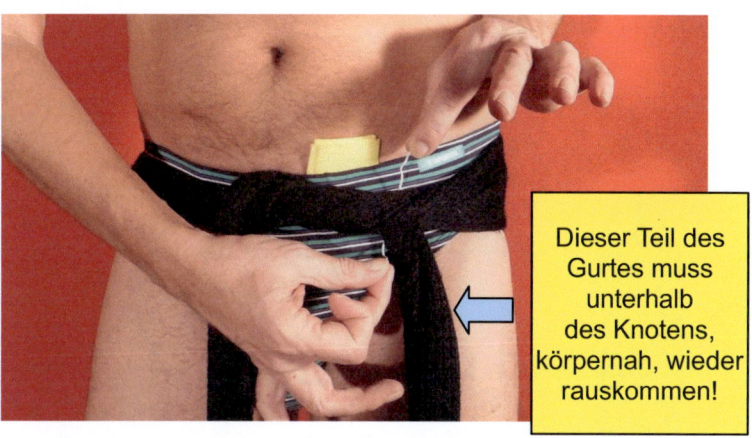

Dieser Teil des Gurtes muss unterhalb des Knotens, körpernah, wieder rauskommen!

Nun wird der Leistengurt mit einem normalen Knoten, der direkt vor dem Leistenpad platziert wird, zugeknotet. Zur Fixierung des Knotens wird das Stück Draht benutzt und um den Leistengurt an markierter Stelle gebunden.

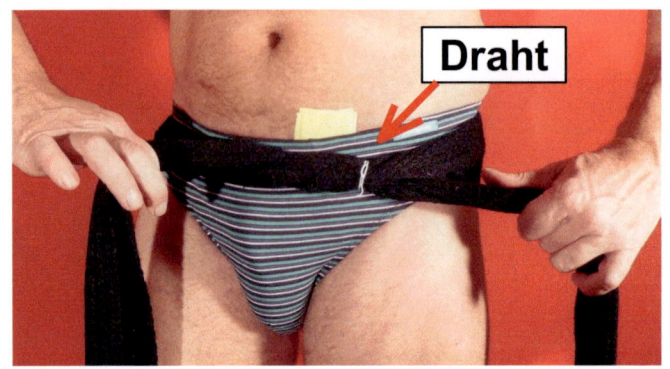

Der Draht stabilisiert den Teil des Gurtes, der zwischen die Beine gezogen wird.

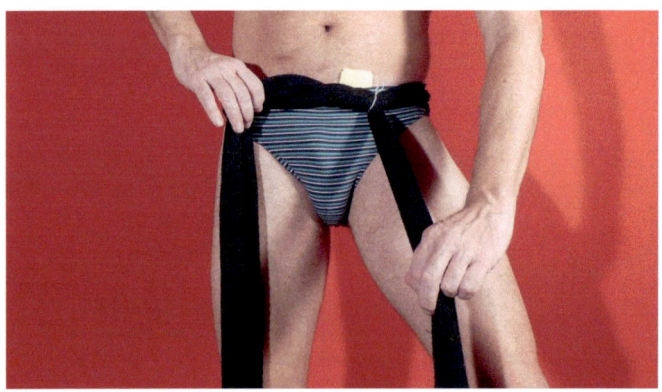

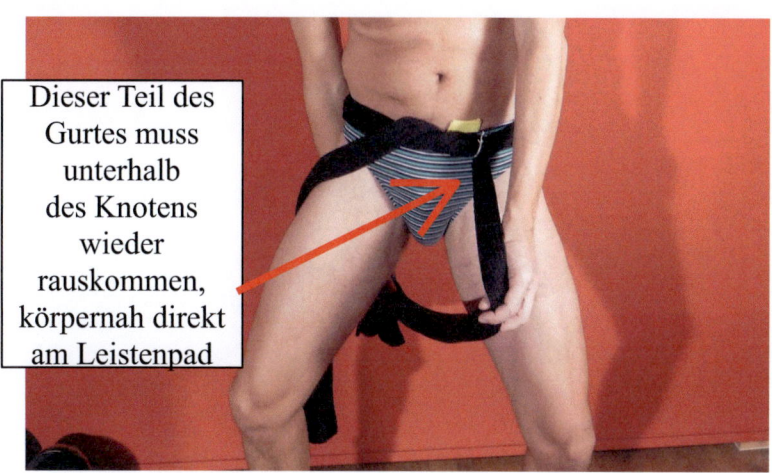

Dieser Teil des Gurtes muss unterhalb des Knotens wieder rauskommen, körpernah direkt am Leistenpad

Nun wird entlang dem Leistenpad der Leistengurt nach hinten zwischen die Beine hindurch geführt.

Dabei ist zu beachten, dass die Seite des Gurtes, die nachher zwischen die Beine gezogen wird, am Knoten **körpernah** ist!!! d. h. Dass der Gurt direkt am Leistenpad unterhalb des Knotens liegt und nicht über halb des Knotens. Denn falls das Gurt Ende über-halb des Knotens wieder raus kommen sollte, wird nicht genügend Druck auf da Leistenpad ausgeübt. Dies ist sehr **wichtig!!!** Denn dieses Stück Leistengurt, welches zwischen die Beine gezogen wird, übt den hauptsächlichen Druck vertikal auf das Leistenpad aus.

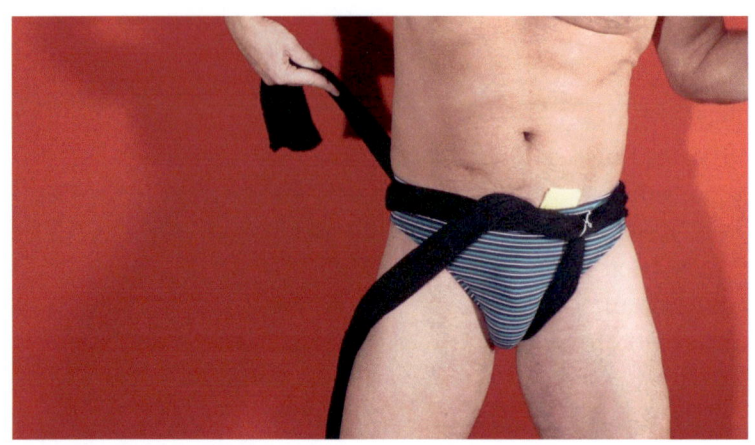

Die beiden Enden werden seitlich der Hüfte verknotet.

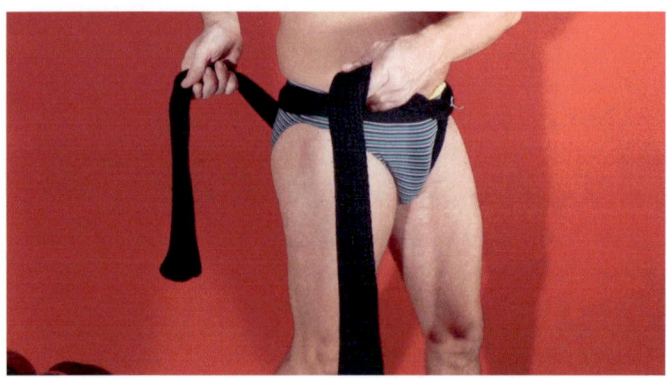

Mit einem normalen Knoten seitlich an der Hüfte straff ziehen (nicht zu stark und nicht zu schwach).

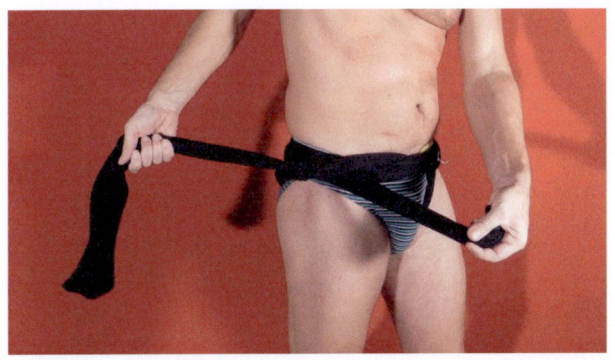

Seitlich, an der Hüfte wird der Knoten jetzt
festgezogen.

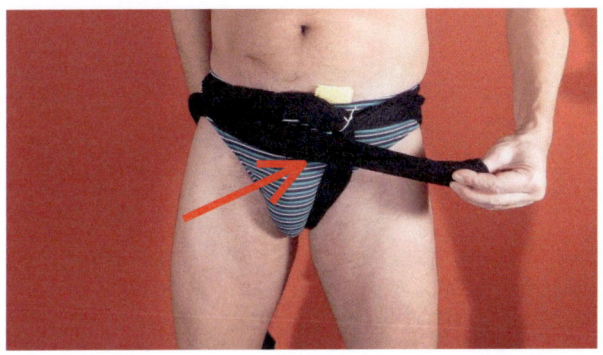

Ein weiteres Mal werden die beiden Enden des
Leistengurts um die Hüfte gewickelt. Dabei ist
darauf zu achten, dass der Gurt nochmals direkt
über das Leistenpad führt, um einen zusätzlichen
Druck auf das Leistenpad (und damit auch auf die
Bruchpforte) auszuüben.

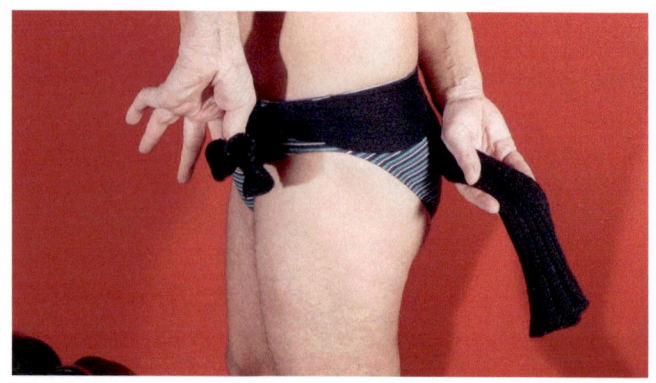

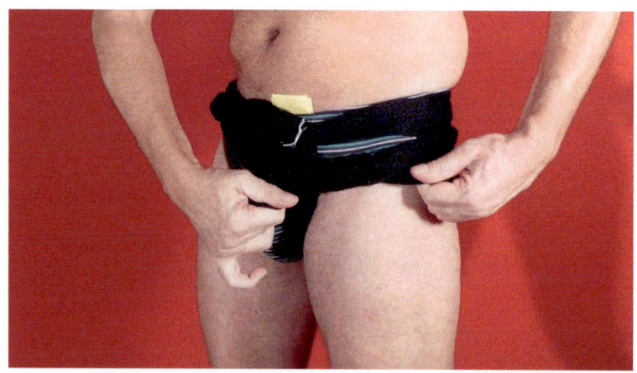

**Dann wird letztmalig seitlich an der
Hüfte ein normaler Knoten ausgeführt
und straff gezogen.**

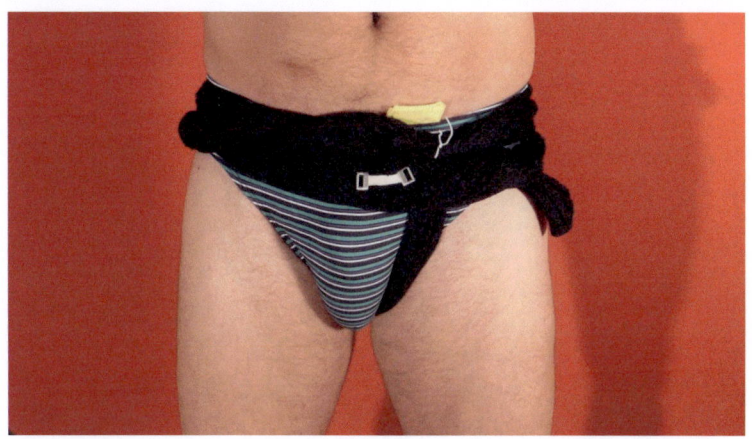

Die beiden Gurtenden werden jetzt mit Verbandsklemmen straff befestigt. Je mehr Verbandsklemmen,
desto fester und sicherer sitzt die Konstruktion.

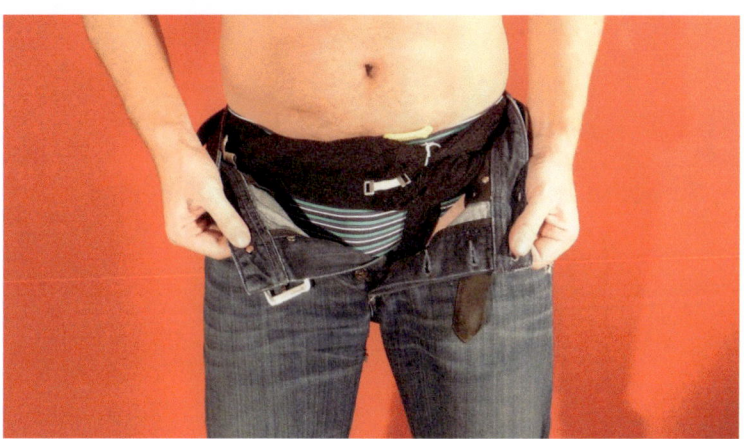

Passt bequem unter die Hose, notfalls müssen sie ein
oder zwei Knöpfe offen lassen.

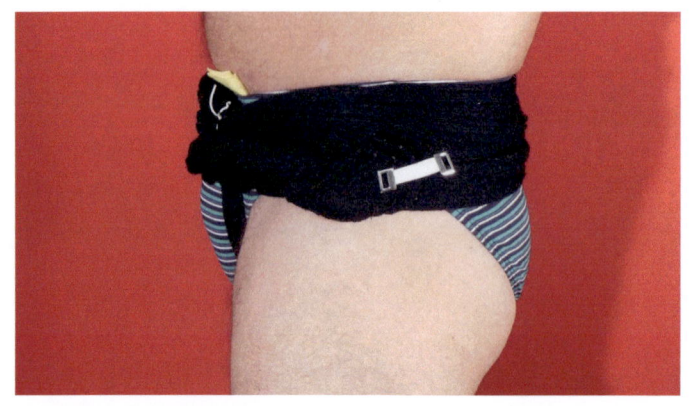

So sollte es auf der linken Seite aussehen.

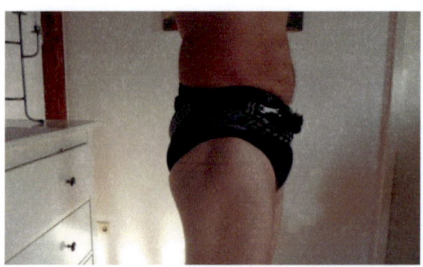

So sollte es von der anderen Seite aussehen.

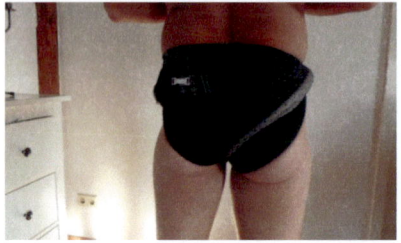

So sollte es von hinten aussehen.

Benutzen sie auf keinen Fall ein Bruchband aus dem Laden!

Ein normales Leistenbruchband aus dem orthopädischen Laden wird ihnen niemals eine Hilfe sein. Solch ein Gurt richtet mehr Schaden an, als dass er nützt.

Mit dieser hier aufgeführten Leistengurttechnik bekommen sie die Bruchpforte bestens stabilisiert (aber nur unter Einhaltung der Ernährungsvorschriften). Der Gurt kann ganz individuell gestaltet werden. Egal welchen Körperbau sie haben, sie bekommen mit dieser Technik hier den perfekten Leisten-Druck-Verband.

Tragen sie den Verband (nur in Verbindung mit der Ernährungsumstellung) für ca. 3-6 Monate. Die Leiste wird dadurch in ihre normale Position gebracht und kann zusammen wachsen. Sie wird eine Stärke erreichen, dass Sie nach 6 Monaten keinerlei Leistenbeschwerden mehr haben werden, und ein Rezidiv äußerst unwahrscheinlich ist (so ähnlich wie bei einem Knochenbruch, Bänderriss oder jeder anderen gewöhnlichen Narbe).

Falls sie 2 – 4 Monate durchgehalten haben und Ihre Leiste geheilt ist, würde ich trotzdem dringendst empfehlen, den Gurt noch für weitere Monate zu tragen. Einfach, um 100 % sicher zu gehen. Sie werden feststellen, dass sie nach kürzester Zeit den Gurt mit verbundenen Augen innerhalb weniger Sekunden an - und ablegen können.

Das Leisten-Pad

Das Leistepad können sie aus Zewa - Blättern (Küchenrolle) selber herstellen. Nehmen sie 3 – 5 Blätter und falten sie diese 3 Mal. Es entsteht ein ca. 6,5 X 12 cm großes Leisten-Pad.

Bei Benutzung von 5 Blättern benutzen sie: 1 mal 3, und 1 mal 2 Blätter...falten sie sie jeweils 3 mal, und legen sie diese beiden flachen Pads dann übereinander. Dann lässt sich das so entstandene, dickere Pad besser gestalten und wird nicht schief.

Benutzen sie 3, 4 oder 5 Zewa-Blätter. Das Pad sollte ca. 3 – 6 Millimeter dick sein. Ich selber habe variiert...je nachdem auch, wie straff der Gurt gezogen wird und was sie vorhaben.

Kurze Zusammenfassung:

- Ernährung umstellen und für ca. 2 – 6 Monate durchhalten.

- Den Leistengurt täglich anbringen, so dass der Bruchsack nie wieder in Erscheinung tritt (damit die Leiste an der Bruchstelle in Ruhe zusammen wachsen kann).

- Nochmals: Nahrung NIEMALS mischen... entweder nur Eiweiß (Fleisch, Eier) oder nur Rohkost (Obst oder Salate).

- Zwischen den Mahlzeiten mindestens 2-3 Stunden vergehen lassen. Nach einer Fleischmahlzeit eher 4 Stunden nichts mehr essen.

- Getränke immer 20 min. vor den Mahlzeiten zu sich nehmen. Nach den Mahlzeiten nur sehr wenig trinken...besser sie warten 2-3 Stunden.

- Durchhalten! Sie sind in 2 – 4 Monaten Ihre Sorgen los. Sie erleiden während der 3-monatigen Therapie keine Lebensqualitäts-Minderung... essen sogar gesünder und sollten nur am Anfang extreme Kraftanstrengung vermeiden.

- DENKEN SIE DARAN: Sie sparen sich eine absolut unnötige Operation mit all ihren Nebenwirkungen wie: Nervendurchtrennung, Hodenverlust, Schrumpfhoden, Taubheitsgefühle, Wundschmerzen, Wundentzündungen, Ärger mit den Netzen, lebenslange Schmerzen, das Risiko einer Vollnarkose und alle anderen Komplikationen, die bei einer Operation auftreten können.

- Die Netze, die implantiert werden, sind keine Alternative und ein erbärmliches Armutszeugnis der heutigen Schulmedizin.

- Den Druck auf die Leiste, der durch den Darm verursacht wird, bekommen sie nur beseitigt, wenn sie sich an die Ernährungsvorschriften halten!!!

- Und als allerletzten Punkt: die Gefahr einer Einklemmung des Dickdarms sollte nach 2 – 7 Tagen gebannt sein.

- Den Leistenbruch-Gurt nur dann benutzen, wenn sie sich an den Ernährungsplan halten!!!

Wichtige Dinge, die im Alltag unbedingt zu beachten sind.

Das **Leistenpad** kann auch aus Zewa-Blättern gemacht werden. 3 - 5 Zewa-Blätter drei mal falten, so dass ein ca. 6,5 mal 12 cm. großes Pad entsteht. Nehmen sie 3-5 Zewa-Blätter.

Gehen sie nicht duschen, sondern baden. Da man beim Baden liegen kann. Beim Duschen müssen sie den Gurt anbehalten!! Sie brauchen einen zweiten Gurt, falls ein Gurt nass ist und trocknen muss. Oder sie setzen sich beim duschen auf den Boden... Ohne Gurt dürfen sie nicht stehen.

Wenn sie nachts auf die Toilette gehen, dann müssen sie sich die Bruchpforte mit der Hand gewissenhaft abdrücken.

Am besten wäre es aber, wenn sie sich nachts (die ersten Wochen jedenfalls) eine Urin-Flasche ans Bett stellen, damit sie nicht aufstehen müssen und ihre Leiste unnötig belasten!!!

Essen sie besser keine Wurst. Es kommt auf die Qualität an...ist Brot enthalten? Oder irgendwelche anderen Zutaten, die Darmgas verursachen könnten? Sie dürfen kein Gas mehr bilden!!! Kaufen sie unbehandelte Produkte, dann sind sie auf der sicheren Seite.

Denken sie daran...eine Mahlzeit der herkömmlichen Art (alles gemixt und durcheinander) verursacht ca. 15 - 20 Liter Darmgas...kein Wunder, dass die Leiste irgendwann bricht...und sie bricht...mit einer ungeheuren Zuverlässigkeit...und das bei jedem 3-4 Erdbewohner.

Beidseitiger Leistenbruch

Bei einem doppelten Leistenbruch, also beidseitig, legen sie den Gurt erst einmal wie oben beschrieben an. Konzentrieren sie sich auf eine Seite...am besten auf den größeren Bruchsack. Sie brauchen ein zweites Leistenpad, das sie dementsprechend auf die zweite Bruchstelle platzieren. Durch den ersten Gurt wird nun schon ein Druck auf die zweite Bruchstelle ausgeübt. Dieser Druck reich aber noch nicht aus. Sie müssen einen weiteren Gurt einmal um die Hüfte legen und so platzieren, das die zweite Bruchstelle ebenfalls korrekt abgebunden ist.

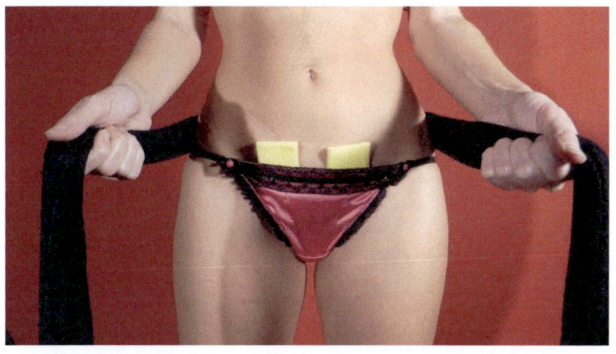

Als erstes müssen sie die beiden Leistenpads auf beide Bruchpforten platzieren. Dann den Leistengurt um die Hüfte legen.

Jetzt wird wieder so vorgegangen wie oben beschrieben:

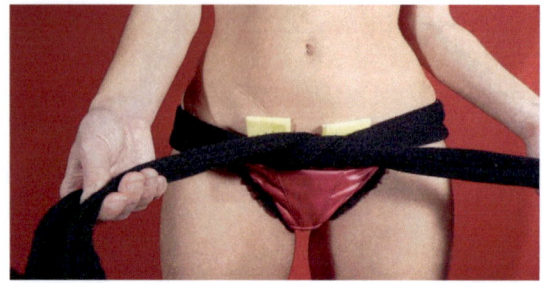

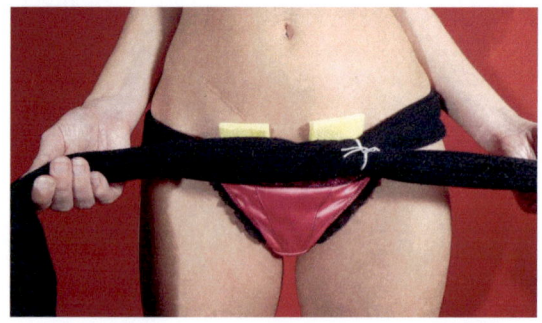

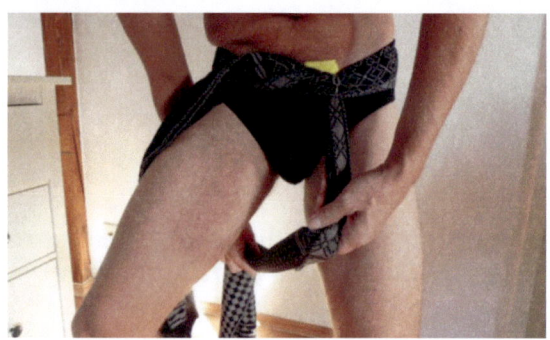

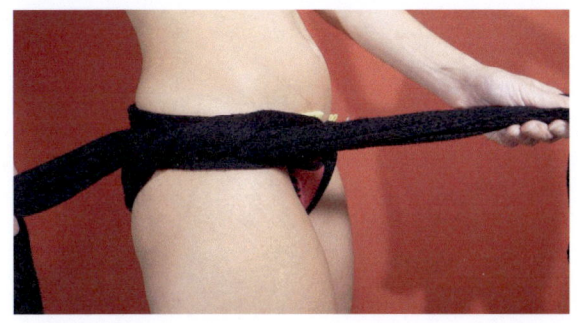

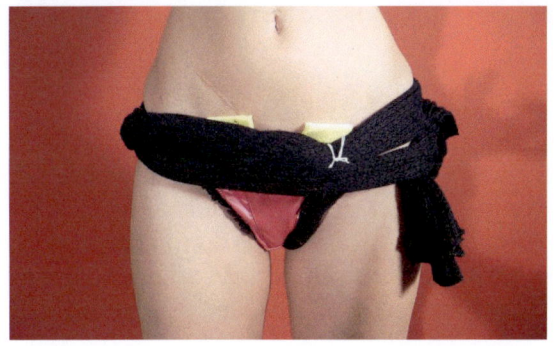

Jetzt wird ein zweiter Gurt um die Hüfte gelegt.

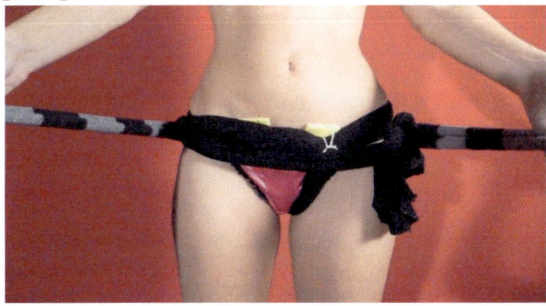

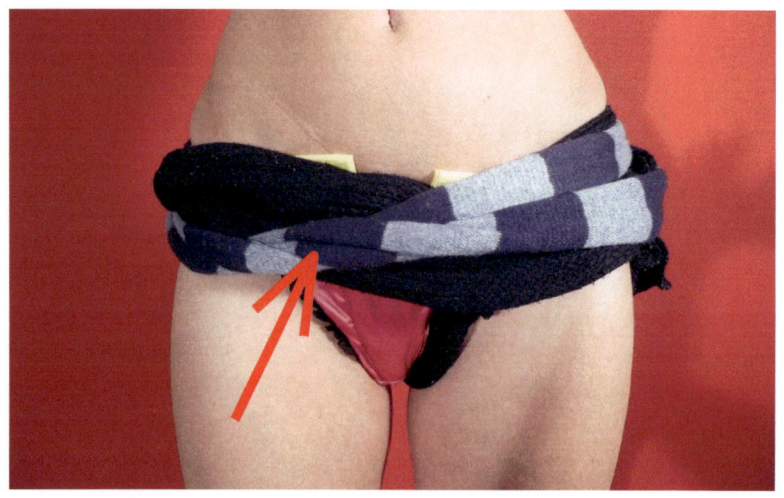

Der zweite Gurt wird zusätzlich zum ersten Gurt einmal um die Hüfte gewickelt und mit einem einfachen Knoten direkt vor dem zweiten Leistenpad zusammen geknotet (siehe Pfeil). Dieser zweite Gurt wird durch den ersten Gurt stabil gehalten und kann nicht verrutschen. Achten sie darauf, dass er am zweiten (siehe Pfeil) Leistenpad unterhalb des ersten Gurtes liegt (direkt auf dem Leistenbruch, siehe Pfeil). So wird auf das zweite Leistenpad hervorragend von zwei Gurten gleichzeitig Druck ausgeübt (siehe Pfeil).

Das sieht nicht sehr professionell aus, aber falls sie wirklich einen beidseitigen Leistenbruch haben, gibt es auf keinen Fall eine bessere Lösung. Mit dieser Technik werden beide Brüche perfekt versorgt.

Der Leistengurt darf nur benutzt werden, wenn sie sich an den Ernährungsplan halten!

Weitere Beispiel-Mahlzeiten:

Ich sage es ihnen gleich vorweg: je eintöniger der tägliche Ernährungsplan ist, desto besser für den Heilungsprozess ihrer Leiste. Also wundern sie sich nicht, wenn sich die Mahlzeiten des Öfteren wiederholen. Das ist dann keine Phantasielosigkeit, sondern pure Absicht. Meiner Meinung nach wäre es am besten, wenn man während der Behandlung (ca. 2 – 4 Monate) nur eine einzige Nahrungssorte zu sich nehmen würde, z. B. nur Orangen und Orangensaft. Das ist aber eher unrealistisch und macht auch keinen Spaß.

Es könnte durchaus sein, dass sie während der Ernährungsumstellung ab und an leichte Bauchschmerzen bekommen könnten. Evtl. muss sich der Körper erst an die neue, gesunde Nahrung gewöhnen oder es handelt sich um Entgiftungs-Erscheinungen.

Montag:

<u>Frühstück:</u>

2	Tassen Filterkaffee mit einem kleinem Schuss Dosenmilch (auf **keinen Fall** darf Zucker beigemischt werden)
3 – 4	Mejooldatteln
1	Banane

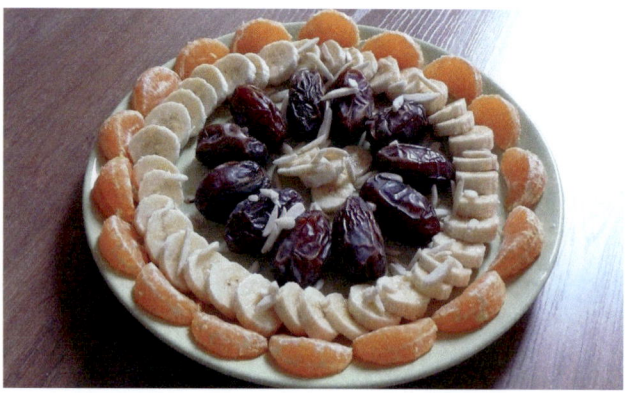

Dies stellt ein sehr leckeres Frühstück für 3 Personen dar. Es ist sehr nahrhaft, macht satt und schmeckt zu einem Kaffee. Brötchen vom Bäcker geraten mit diesem Frühstück in Vergessenheit...

<u>Mittags:</u>

Falls sie viel beruflich unterwegs sein sollten dann essen zwischendurch eine Banane oder Mejooldatteln oder Feigen.
Falls sie genug Zeit haben dann machen sie sich einen Griechischen Bauernsalat:

1 – 2	Tomaten (klein schneiden)
¼	Gurke (ebenfalls klein schneiden)
4	Oliven
1	Avocado (kleine)
½	Paprika
60 g	Schafskäse (Feta)
	(alternativ 80 g Mozzarella)
2 – 3	Esslöffel Olivenöl
1	Brise Kräuter der Provence
1	Brise Salz (am besten wäre: Himalaya-Salz)

Abends:

Vor dem Essen etwas trinken, am besten Wasser oder frisch gepresster Orangensaft/Karottensaft. Dann sollten ca. 15 -25 min. vergehen bevor sie anfangen zu essen.

200 g – 450 g	Hähnchenbrustfilet (ohne Beilagen)
ca. 50 g	Kräuterbutter oder Butter

Auf keinen Fall Soßen oder andere Beilagen verwenden. Das Fleisch leicht würzen. Je weniger Gewürze, desto besser. Während der Mahlzeit ist höchstens 0.2 l Flüssigkeit erlaubt, z.B. Wein. Besser wäre aber während den Mahlzeiten nichts zu trinken. Nach dem Essen sollte man mit der Flüssigkeitszufuhr immer 2 – 3 Stunden warten.

Dienstag:

<u>Frühstück:</u>

1 – 2	Tassen Filterkaffee (oder Tee) ohne Zucker, evtl. wenig Dosenmilch
2	mittelgroße Karotten raspeln
1	Banane quetschen
15	Rosinen
1	Brise Mandelsplitter
1 – 2	Esslöffel Dosenmilch oder Sahne

Alle Zutaten verrühren.

Mittags:

125 g	Erdbeeren
100 g	Heidelbeeren/oder Himbeeren
1	Banane
100 g	Weintrauben
1 – 2	Mejouldatteln
1 – 2	Esslöffel Dosenmilch oder Sahne

Alle Zutaten je nach Bedarf zerkleinern und mischen.

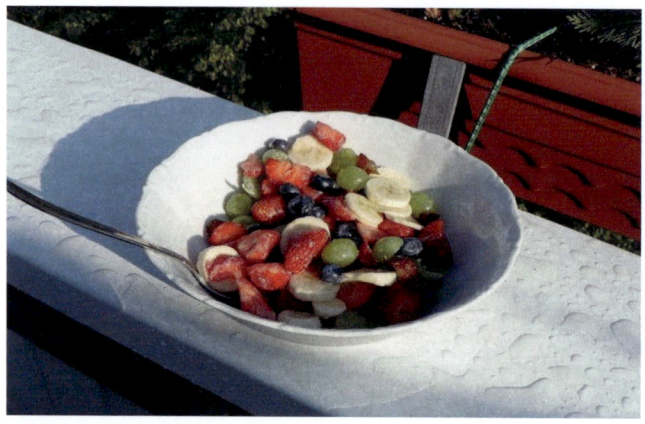

Denken sie immer daran: auch wenn das sehr leckere und auch gesunde Lebensmittel sind gilt immer: Je weniger, desto besser.

Abends:

Erst etwas trinken. Am besten bis zu 0,5 Liter Wasser oder frischgepresster Karottensaft bzw. Orangensaft. Dann sollten 15 – 20 min. verstreichen bis sie mit dem Abendessen beginnen.

250 g – 450 g	Hackfleisch (Schwein oder Rind oder gemischt) als Bouletten (Fleischpflanzerl oder Frikadellen) auf keinen Fall aufgeweichtes Brot oder Mehl dazu geben. Nur das Fleisch mit dem Ei und etwas Olivenöl und leicht gewürzt. Keine Zwiebeln!
1	Ei
50 g	Kräuterbutter

Mittwoch:

<u>Frühstück:</u>

1 – 2	Tassen Kaffee oder Tee (ohne Zucker)
1 – 2	Bananen
2 – 4	Mejooldatteln
1 – 2	Soft-Feigen (Trocken-Feigen)

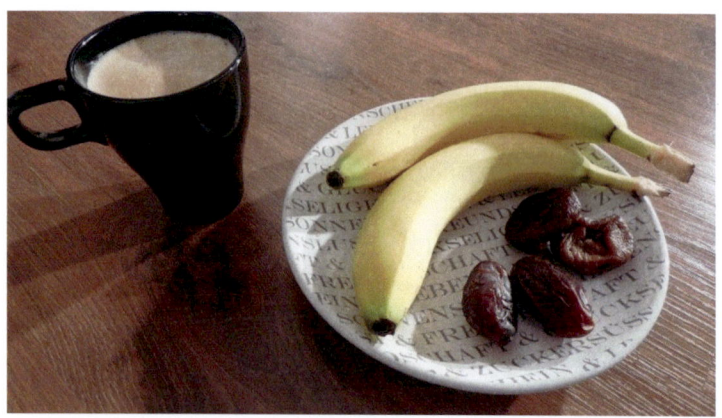

Dieses Frühstück ist schnell zubereitet, sehr nahrhaft und schmeckt außerdem. Bleiben sie hart mit sich und sparen den Gang zum Bäcker.

Mittags: (13.00Uhr bis 19.00 Uhr, je nach ihrem persönlichen Rhythmus)

Erst etwas trinken. Dann ca. 15 – 20 min. bis zum Essen warten.

Omelette:

2 – 4	Eier
50 g	Schafskäse
2 – 4	Esslöffel Olivenöl
	Würzen

Abends:

Zuerst etwas trinken. Am Besten frisch gepressten
Orangensaft oder frisch gepressten Karottensaft. Trinken
sie langsam und speicheln sie ein. Würden sie zu schnell
und zu viel auf einmal trinken, dann würden sie den
Heilungsprozess ihrer Leiste gefährden.

250 – 450 g	Entrecoté
40 – 80 g	Kräuterbutter
3 – 5	Esslöffel Olivenöl

seien sie mit dem Würzen zurückhaltend.
Evtl. 0,2 Liter Rotwein.

Das Schöne am Leistenbruch ist, dass man ihn sehen kann!

Nicht wie bei anderen Krankheiten, hat der Leistenbruch den riesigen Vorteil, dass man ihn sehen kann. Wunderheiler, Dummschwätzer und Quacksalber können nicht wie bei vielen anderen Krankheiten behaupten, dass sie die Krankheit geheilt haben. An den Leistenbruch traut sich kein Naturheilpraktiker, Wunderheiler oder Homöopath ran. Nur der Schulmediziner mit seinem Skalpell. Aber wer will das? Warum trauen sich die Scharlatane aber an fast alle anderen Krankheiten ran? Ganz klar... man kann nicht sofort erkennen ob jemand geheilt ist oder nicht. Anders beim Leistenbruch. Man sieht sofort wenn die Beule in der Leistengegend verschwunden ist. Ein Wunderheiler wird sie bei allen möglichen Krankheiten behandeln. Oder er wird sie mit einem Schauspiel betrügen, indem er sich mit jemanden zusammentut, der dann vorgibt Krank zu sein und plötzlich geheilt wird. Den Leistenbruch wird er aber ablehnen, da er hier die Karten auf den Tisch legen muss...

Sie aber können diese Tatsache als Vorteil für sich nutzen. Denn sie sehen täglich an der Größe ihres Bruchsacks, ob sich der Leistenbruch verschlimmert oder verbessert hat. Nach den Vorgaben hier im Buch sollte er sich auf jeden Fall täglich verbessern und der Bruchsack sollte täglich kleiner werden. Dieses wiederum motiviert und lässt sie hoffentlich bis zur Heilung ihrer Leiste durchhalten.

Es wäre schön, wenn sie sich an die Anleitung halten und ihren Leistenbruch ausheilen. Sie müssen aber auch eine Menge dafür tun. Der Ernährungsplan wird für viele Leser eine große Herausforderung sein. Es führt aber kein Weg daran vorbei! Die einzige Alternative ist die Operation! Der Leistengurt wird für ca. 4 Monate ein Teil von Ihnen sein, aber man gewöhnt sich schnell daran und bindet ihn in Sekunden an und ab.

Er muss immer (außer beim Liegen) getragen werden! Während der Arbeit, während des Sports (auch beim Schwimmen, evtl. brauchen sie einen zweiten Gurt), wenn sie am Flughafen durch die Sicherheitsbereiche müssen (beim abtasten könnte es sein, dass der Gurt unter ihrer Kleidung für Aufsehen erregt), usw.

Bleiben sie für die paar Monate konsequent, dann sind sie ihren Leistenbruch bald los...egal wie lange sie ihn schon mit sich rumgeschleppt haben.

Richten sie sich nach der konkreten Anleitung. Falls sie dann noch den Rest des Buches als Gedankenanregung für sich nutzen konnten, würde es mich freuen.

Wenn sie sich an die hier aufgeführten Ernährungsregeln halten, dann hat es den sehr angenehmen Nebeneffekt, dass sie keine Blähungen mehr haben werden. Sollten sie also weiterhin Gase bilden, dann machen sie höchstwahrscheinlich große Fehler mit ihrer täglichen Nahrungszufuhr. Weichen sie auf keinen Fall von diesem

Ernährungsplan ab! Ein kleines Stückchen Brot könnte den Heilungsprozess ernsthaft gefährden. Ein kleine Flatulenz (Furz) ist in meinen Augen schon der erste Schritt in Richtung Krankheit. Es ist so zu sagen ein Alarmlaut des Körpers, ähnlich wie der Alarm beim Auto, wenn kein Öl mehr im Motor sein sollte. Würden sie jetzt ohne Öl weiter fahren und das Alarmsignal einfach überhören, dann hätten sie schon bald einen Motorschaden.

Die Gasbildung im Darm wird nie wieder auftreten solange sie sich an diesen Ernährungsplan halten. Gasbildung im Darm bedeutet aber auch, dass der Darm von innen gegen die Leiste drückt. Die Leiste wird also einer ständigen Belastung ausgesetzt. Steter Tropfen höhlt den Stein. Irgendwann wird sich der gasige Darm seinen Weg nach draußen bahnen. Genauso entsteht ein Leistenbruch (in der Vielzahl der Fälle jedenfalls).

Während des Verdauungsvorganges einer einzigen Mahlzeit, in der die Nahrungsmittel vermischt werden (also Kohlenhydrate und Eiweiße), entstehen bis zu 18 Liter Darmgas. Würde die gesamte Menge des Gases anal ausgestoßen werden, hätten wir wahrscheinlich den ganzen Tag „Backenflattern". Tatsächlich jedoch wird der größte Teil des Gases im Darm an das Blut abgegeben und über Lunge und Atemluft an die Umwelt abgegeben. Wie sich jeder vorstellen kann, dauert der Abbau angestauten Gases auf diese Weise erheblich länger, als bei der Methode des „Backenflatterns".

Kommt es nun zu besonders heftigen Verdauungs-Prozessen (und das wird bei den meisten Menschen der Fall sein), kann es passieren, dass sich das Gas schneller entwickelt, als es durch Resorption über den normalen Atemweg abgeführt werden kann. In diesem Fall spricht man von Flatulenz bzw. Blähungen.

18 Liter Gas ist eine Menge. Der Darm wird extrem aufgebläht und die physikalischen Kräfte, die auf die Leiste wirken sind enorm.

Mit diesem Buch sind sie allen Leistenbruch-Spezialisten der Welt einen bzw. mehrere Schritte voraus.

Es liegt nun ganz bei ihnen.

Machen sie was daraus!